AF460668

DES

TREMBLEMENTS

ÉTUDE

DE SÉMIOLOGIE ET DE CLINIQUE

PAR

BREILLOT

DOCTEUR EN MÉDECINE DE LA FACULTÉ DE PARIS.

PARIS

A. PARENT, IMPRIMEUR DE LA FACULTÉ DE MÉDECINE

A. DAVY, successeur

52, RUE MADAME ET RUE MONSIEUR-LE-PRINCE, 14

1885

DES TREMBLEMENTS

ÉTUDE

DE SÉMIOLOGIE ET DE CLINIQUE

DES

TREMBLEMENTS

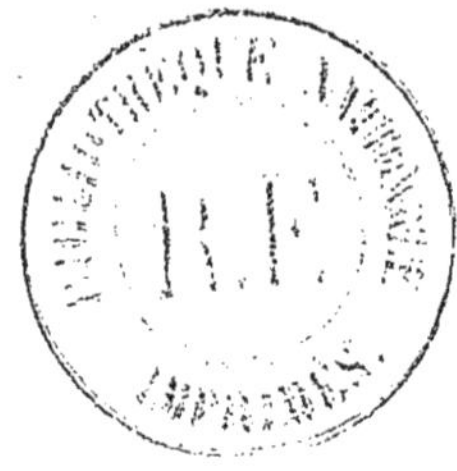

ÉTUDE

DE SÉMIOLOGIE ET DE CLINIQUE

PAR

BREILLOT
DOCTEUR EN MÉDECINE DE LA FACULTÉ DE PARIS.

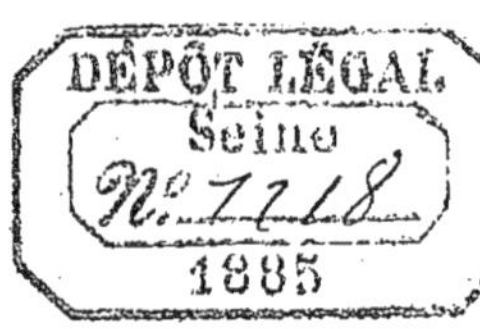

PARIS
A. PARENT, IMPRIMEUR DE LA FACULTÉ DE MÉDECINE
A. DAVY, successeur
52, RUE MADAME ET RUE MONSIEUR-LE-PRINCE, 14

1885

DES TREMBLEMENTS

ÉTUDE DE SÉMIOLOGIE ET DE CLINIQUE

INTRODUCTION. — DIVISION DU SUJET.

Dans un grand nombre de maladies le tremblement est souvent un des symptômes les mieux caractérisés, quelquefois même le seul appréciable au début : c'est en tous cas un de ceux qui frappent le plus le malade et l'un des signes les plus utiles au médecin. Son importance est telle qu'il a permis parfois de reconnaître une affection, ainsi que certaines de nos observations le démontreront. Tout en reconnaissant que ce n'est pas un signe véritablement pathognomonique, nous avons été néanmoins frappé de sa valeur, et nous avons pensé à faire de son étude le sujet de notre thèse inaugurale, en recherchant principalement les affections dans lesquelles on le rencontre.

Il ne faudrait cependant pas croire que dans le sujet qui nous occupe, nous cherchions à faire établir le diagnostic par l'examen seul du symptôme tremblement, quelque considérable que soit pourtant sa valeur. De même que pour reconnaître une fracture, pour affirmer qu'on est en présence d'une pneumonie, on se base sur l'ensemble des faits observés, de même il y aura lieu, lorsqu'on constatera le tremblement, de corroborer son opinion pour arriver à un diagnostic exact par l'examen des symptômes concomitants.

Et cependant, si le tremblement n'a rien de spécial en lui-même, lorsqu'on ne considère que les oscillations qui le composent, s'il peut sembler difficile de le rattacher à telle ou telle cause, lorsqu'on manque de renseignements complémentaires, il faut bien dire aussi que le rhythme des secousses, leur intensité, leur rapidité, leur agencement permettent le plus souvent de séparer un tremblement d'un autre, de ramener l'effet à la cause qui l'a produit.

Ainsi, de même qu'on peut différencier sans peine le tremblement de la sclérose en plaques de celui de la paralysie agitante, de même on pourra distinguer le tremblement sénile du tremblement alcoolique, du tremblement saturnin; mais alors il ne faudra plus seulement faire intervenir la nature des oscillations, il faudra aussi faire entrer en ligne de compte la marche du tremblement, et surtout certains caractères accessoires qui feront cependant affirmer que tel tremblement est alcoolique et tel autre saturnin.

Voilà pour les cas bien tranchés : dans d'autres, tous ces caractères ne suffisent plus ; le symptôme tremblement n'a pas par lui-même beaucoup de valeur. C'est alors que les autres signes viendront s'ajouter à lui pour faire reconnaître la maladie.

On peut donc dire qu'il est des cas où ce symptôme seul n'apprendra rien, qu'il en est d'autres où sa présence, sans qu'on doive la considérer comme pathognomonique, suffira à faire reconnaître une affection; et qu'enfin il est des cas intermédiaires, de beaucoup les plus nombreux, où les caractères qu'il présente, siège, marche, généralisation, joints aux symptômes concomitants, mettront sur la voie du diagnostic

Dans l'étude que nous avons entreprise, nous avons eu pour but de montrer la valeur de ce symptôme et l'importance sémiologique que peut avoir sa constatation. Nous avons recherché les maladies qui peuvent le présenter à l'une quelconque de leurs périodes; nous avons surtout insisté sur les cas où il a vraiment un rôle important, nous contentant de signaler les tremblements qu'on peut considérer comme épiphénomènes n'ajoutant rien au diagnostic ni au pronostic. — Nous n'avons eu en vue dans les chapitres qui suivront que l'étude seule du tremblement, de ses différents caractères, et par cela même cette description aride en elle-même serait incomplète et sans profit si elle ne s'accompagnait tout au moins de l'énumération des symptômes si intimement liés au tremblement. Mais nous appesantir sur une description symptomatologique autre que celle du tremblement eût été sortir de notre cadre : aussi nous avons préféré l'adjonction, dans les maladies principales du moins, d'observations qui nous ont paru les plus caractéristiques, et qui montreront, comme nous avons pu l'espérer, quel parti on peut tirer de l'existence d'un tremblement lorsqu'il existe en même temps d'autres signes cliniques.

Nous aborderons maintenant deux points qui nous ont fort embarrassé. Dans les recherches que nous avons faites, nous avons souvent été frappé de la confusion des termes qui existe dans nombre d'observations : les mots tremblement, convulsions épileptiformes, convulsions cloniques, incoordination motrice paraissent désigner bien des fois le même fait pathologique. Il ne semble pas exister de différence bien tranchée entre le tremblement et la convulsion, surtout dans les observations qui remontent à plusieurs années. Cependant, tout en reconnaissant que ces troubles moteurs sont voisins quant à leurs manifestations extérieures (on verra plus loin que d'après le compendium le tremblement est considéré comme une forme des convulsions cloniques), peut-être même aussi quant à leur pathogénie, il faut néanmoins les distinguer les uns des autres. Nous avons donc retenu de ces observations celles où le symptôme tremblement paraissait manifeste, passant sous silence les cas où il paraissait plutôt s'agir de véritables convulsions ou d'autres désordres de la motilité.

Un autre point dont la solution présentait aussi une grande difficulté, c'était de savoir si nous devions faire rentrer dans le tremblement le nystagmus, le bégaiement, les contractions fibrillaires de l'atrophie musculaire progressive.

En ce qui concerne ces dernières, il s'agit plutôt de contractions partielles : seules, certaines parties d'un muscle sont agitées de vibrations, il n'y a donc pas tremblement à proprement parler.

On verra cependant que celui-ci a été noté dans l'atrophie musculaire progressive.

Le bégaiement présente dans sa nature des points encore trop controversés, et il ne nous a pas semblé qu'on dût le comprendre dans cette étude.

Quant au nystagmus, c'est bien un tremblement des yeux (on l'a cependant considéré comme une convulsion clonique), mais c'est un tremblement spécial dont l'étude s'écarte des limites qu'on est convenu d'assigner au tremblement en général. Nous le signalerons donc simplement en nous occupant du tremblement de la sclérose en plaques.

Qu'il nous soit permis d'adresser à M. le professeur Damaschino l'expression de notre gratitude pour l'honneur qu'il nous fait en acceptant la présidence de notre thèse. Nous adressons aussi tous nos remerciements à notre ami P. Raymond, interne des hôpitaux, pour les renseignements et les conseils qu'il a bien voulu nous donner, et pour les sympathies qu'il n'a cessé de nous témoigner.

DÉFINITION.

Rien n'est plus embarrassant, a-t-on dit, que le choix d'une définition, et l'on peut s'en convaincre en examinant toutes celles qui ont été proposées pour le tremblement.

Il est clair qu'en l'état actuel de la science il faut éliminer les définitions pathogéniques : la physiologie pathologique du tremblement est encore trop discutée pour qu'on puisse définir le symptôme en se fondant sur sa nature. Il faut s'en tenir aux définitions basées sur les caractères cliniques du symptôme, et celles-ci sont nombreuses ; beaucoup d'entre elles ne satisfont pas l'esprit : les unes renferment trop de termes, les autres pas assez, et sans vouloir les discuter ici, nous dirons que ce qui nous a surtout arrêté, c'est que les définitions ne s'appliquent plus pour la plupart aux recherches scientifiques modernes. Il est, croyons-nous, certains termes qu'il faut de toute nécessité faire rentrer dans cette définition : le mot régularité, par exemple, qui fait différencier le tremblement des mouvements désordonnés des choréiques, de l'incoordination motrice des ataxiques, etc. C'est certainement parce qu'on ne tenait pas compte de ce caractère de régularité que nous avons éprouvé les embarras dont nous parlions plus haut en compulsant la littérature médicale sur le sujet qui nous occupe.

Qu'on fasse intervenir ce terme de régularité, et aussitôt la question sera simplifiée : la convulsion clonique est nettement séparée du tremblement. On n'est plus amené, avec les auteurs du Compendium, à faire de ce dernier une forme de la convulsion.

En outre, d'après les recherches de ces dernières années sur les troubles moteurs liés aux lésions nerveuses, nous croyons que l'on doit faire rentrer dans une définition les termes de spontané ou provoqué, qui montrent que certains mouvements que l'on provoque dans les lésions précitées (non pas tous les mouvements : hémiataxie, par exemple) doivent être classés parmi les tremblements.

Pour ces différentes raisons, nous avons laissé de côté les définitions que proposent les auteurs du Compendium, Littré dans le dictionnaire de Nysten, M. Fernet dans sa thèse, etc. Mais en empruntant à chacun d'eux et en nous servant d'une phrase principale que nous avons trouvée dans le livre de M. Grasset, nous arrivons à la définition suivante que nous adopterions volontiers :

Le tremblement est une agitation involontaire du corps ou de quelque membre par des oscillations rapides, régulières, rhythmiques, spontanées ou provoquées, qui se font toujours dans le même sens de part et d'autre de la position d'équilibre.

ÉTUDE DU SYMPTOME.

Le tremblement débute en affectant les modes les plus variés. Tantôt, et le plus souvent, le début est lent, insidieux : la main ou même un doigt sont agités de secousses d'abord faibles, mais dont l'amplitude s'accroîtra bientôt; puis, après un temps plus ou moins long, le tremblement gagnera le bras, envahira le pied et tout le membre inférieur.

D'autres fois le début est brusque, envahissant tout d'un coup soit un membre, ce qui est le cas le plus fréquent, soit tout le corps, et cela parfois sans cause appréciable ; d'autres fois à la suite d'excès ou d'une violente émotion.

Dans certains cas le tremblement est passager : il survient d'une façon rapide et disparaît de même, mais il peut réapparaître et ne plus abandonner le malade (exemple : paralysie agitante).

Parfois le tremblement n'est précédé d'aucun phénomène prémonitoire, d'autres fois on peut noter dans le membre qui va être atteint une sensation de faiblesse, des fourmillements, des douleurs plus ou moins vives. Le bras se fatigue plus vite, la main devient inhabile, etc. Généralement il suit une sorte de loi dans son envahissement. « Si par exemple, dit Charcot, il a d'abord affecté la main droite, au bout de quelques mois, de quelques années, ce sera le tour du pied droit; la main gauche ensuite, puis le pied gauche seront pris successivement. »

L'envahissement croisé est plus rare. M. Charcot cite cependant dans la paralysie agitante des cas où le membre supérieur droit, puis le membre inférieur gauche ont été affectés l'un après l'autre.

Dans certains cas c'est tout un côté du corps qui tremble; dans d'autres ce sont seulement les deux bras ou même un seul.

Quant au tremblement de la tête il survient en général après celui des membres.

Le tremblement une fois établi évolue de deux façons différentes dont la connaissance est capitale dans la pathologie nerveuse.

Tantôt le tremblement est continu : le sommeil seul amène un peu de calme; en dehors de lui les membres sont constamment agités et une exagération sensible se manifeste pendant les mouvements volontaires.

Tantôt les malades ne tremblent que lorsqu'ils doivent exécuter un mouvement, et le tremblement devient alors d'autant plus prononcé que l'acte moteur exige dans son accomplissement une plus grande précision.

Tel malade ne tremblera qu'en se levant, et les secousses atteindront leur maximum de violence lorsqu'il voudra ramasser un objet. Une émotion, toute perturbation nerveuse augmenteront le tremblement dans ces deux variétés.

Cette division avait d'ailleurs été indiquée au siècle dernier par Van Swieten, qui recommandait un tremblement convulsif et un tremblement paralytique. Galien même avait certainement établi cette division. Dans ces dernières années MM. Guéneau de Mussy et Charcot y ont surtout insisté.

Le tremblement peut être général ou partiel, envahissant les quatre membres, et même le cou et la tête, ou restant limité au contraire à un petit nombre de muscles, à un seul organe.

Dans ce dernier cas, les muscles de la face sont principalement atteints : l'orbiculaire des paupières, l'orbiculaire des lèvres, les releveurs, les zygomatiques, les muscles de la langue, les muscles moteurs des yeux, sont ceux où se localise le tremblement.

Il y a des cas où le tremblement est très léger, à peine perceptible : le malade peut même ne l'avoir pas remarqué ; d'autres fois, il est d'une intensité telle que tout mouvement intentionnel est impossible et qu'il en résulte parfois une impotence presque absolue.

Tantôt, les malades ne le ressentent pas ; d'autres fois, il y a une sensation de gêne, de fatigue ; parfois même une douleur assez vive dans les membres atteints.

Lorsqu'on examine un malade atteint de tremblement, on peut provoquer ce dernier, et cela de différentes façons, ainsi qu'on le verra dans le cours de cette étude. Souvent même il ne se produit ou ne s'exagère qu'à l'occasion de mouvements volontaires. D'autres fois, mais le fait est plus rare, il disparaît à l'occasion de ces mouvements (Charcot).

Parfois, il est nécessaire, pour faire apparaître le tremblement, de mettre le malade dans une attitude spéciale qui exige une contraction permanente de tout un groupe de muscles (extension du bras dans le tremblement alcoolique). Le tremblement apparaît vite ou se développe sous l'influence de la fatigue.

Il est enfin un signe qu'il ne faut pas négliger, lorsque toutefois l'amplitude des oscillations permet sa constatation; c'est de faire écrire le malade. L'aspect des lettres, leurs dimensions, leur agencement, caractérisent plusieurs espèces de tremblements; en outre, on pourra souvent, de cette manière, juger des progrès du traitement d'une façon pour ainsi dire mathématique.

La durée du tremblement est très variable; parfois transitoire et simple épiphénomène, il est, dans d'autres cas très long, à disparaître (certains tremblements toxiques) et, dans d'autres cas encore, il est chronique et persiste pendant toute la vie du malade (sclérose en plaques; paralysie agitante).

Sa marche est tantôt progressive : les secousses augmentent peu à peu d'intensité; les diverses parties du corps sont prises les unes après les autres; d'autres fois, le tremblement s'établit d'une manière brusque avec des caractères qui demeureront les mêmes jusqu'à la fin, sans tendance à l'envahissement. Enfin, parfois il rétrocédera après un temps plus ou moins long.

Le diagnostic essentiel du tremblement est facile.

La chorée est caractérisée par ses mouvements désordonnés qui surviennent brusquement sans cause apparente, le malade étant dans le calme le plus complet. « La direction générale des mouvements est troublée dès l'origine par des mouvements contradictoires d'une étendue tout à fait proportionnée qui fait manquer le but » (Charcot).

C'est surtout par l'irrégularité de ses mouvements que la chorée se distingue des secousses rhythmiques du tremblement.

De même dans l'ataxie locomotrice, on voit une incoordination des mouvements bien différente de ces secousses rhythmiques. Ce sont, comme le dit le professeur Charcot, des gestes plus ou moins désordonnés, plus ou moins brusques, plus ou moins étendus se manifestant à l'occasion des actes intentionnels.

Quelle connexion y a-t-il entre les tremblements et les convulsions cloniques? Ces deux mots sont souvent employés l'un pour l'autre, mais ils doivent être distingués en clinique pour éliminer les désordres de l'épilepsie, de l'athétose (tremblement convulsif de Hammond); entre eux la ligne de démarcation n'est pas nette.

L'exagération du tremblement paraît donner lieu aux secousses convulsives (goitre exophthalmique, in thèse de Marie, page 25).

D'autre part, la même lésion peut donner lieu tantôt à des tremblements, tantôt à des mouvements choréiformes (Demange, in Revue de Hayem). On a noté encore des cas où un tremblement mercuriel était suivi de convulsions cloniques : des faits semblables ont été signalés dans les tremblements hémiplégiques et dans l'épilepsie partielle (thèse de Greffier).

Peut-être ces phénomènes sont-ils de même nature et ne faut-il tenir compte que de l'état musculaire ou nerveux du sujet, et surtout de la longueur, de la disparition des leviers, ce qui peut à la rigueur expliquer comment ce qui, chez un malade amène un tremblement, détermine chez un autre des mouvements choréiformes et réciproquement. Quoi qu'il en soit, en clinique, des oscillations régulières, rhythmiques, se faisant autour d'un même axe caractériseront le tremblement et le feront différencier des agitations désordonnées, irrégulières, incompatibles avec tout mouvement intentionnel que l'on trouve dans la convulsion.

VALEUR SÉMIOLOGIQUE.

Le tremblement se rencontre dans un grand nombre de maladies où il a tantôt un rôle secondaire, où il occupe d'autres fois, parmi les différents symptômes, une place importante. Sa constatation seule peut suffire dans certains cas pour faire reconnaître une affection : aussi est-il nécessaire d'en examiner la signification pathologique ; celle-ci est subordonnée, non seulement aux caractères du tremblement, mais encore à sa marche, à sa durée, etc.

Tantôt passager, c'est un simple épiphénomène, pronostic bénin, indiquant une perturbation de l'économie ; tantôt permanent, il est l'expression d'un état plus ou moins grave de l'organisme.

Les signes qui révèleront la nature du tremblement peuvent être fournis :

1° Par les causes elles-mêmes du tremblement ;

2° Par ses caractères, sa marche sa durée ;

3° Par les symptômes concomitants.

Il est, en effet, des causes qui sont presque fatalement liées à un tremblement persistant ; il en est d'autres qui ne produisent jamais qu'un tremblement passager. On peut donc tout d'abord établir une relation entre le nature et la cause et la gravité du symptôme. C'est ainsi qu'une lésion dégénérative du système nerveux, telle qu'une sclérose descendante, donnera naissance à un tremblement chronique sans espoir de guérison, tandis qu'une intoxication produira un tremblement passager qui disparaîtra plus ou moins rapidement avec la suppression de la cause qui l'a amené.

Le mode de début, les caractères propres au tremblement, c'est-à-dire l'amplitude des secousses, leur rhythme, leur agencement doivent également entrer en ligne de compte dans l'appréciation du symptôme. Sans insister dès à présent sur certaines dispositions qui sont pour ainsi dire pathognomoniques de quelques variétés de tremblement (sclérose en plaques, paralysie agitante), on peut dire que des oscillations toujours les mêmes répondent à des types bien déterminés; que le mode de début lent et insidieux est lié à une affection chronique, entraînant la chronicité du symptôme, tandis qu'un début brusque comportera un pronostic moins sérieux et indiquera une lésion moins prononcée ou même un simple trouble dans le fonctionnement de l'organisme (intoxications aiguës).

Mais ce sont surtout les symptômes concomitants et la marche du tremblement qui fournissent les indications les plus précieuses pour préjuger la nature de la maladie.

Les paralysies concomitantes qui indiquent que l'on est en présence d'un tremblement dépendant d'une altération du système nerveux, les symptômes généraux graves, l'habitus extérieur du malade qui montrent que l'on a affaire à une fièvre, à une modification organique profonde, les phénomènes d'intoxication, les antécédents du malade, les commémoratifs qui font présumer une intoxication aiguë ou chronique, tels seront brièvement exposés les signes sur lesquels on pourra s'appuyer et qui permettront de remonter du symptôme tremblement à l'affection dont il est l'effet passager ou durable.

La marche, la durée du tremblement, ses rémissions, ses exacerbations, serviront à confirmer le diagnostic : on ne confondra pas le tremblement essentiellement passager du frisson, du nervosisme, de la douleur, avec le tremblement à répétition de l'hystérie, ni avec le tremblement à recrudescences d'une lésion médullaire, de l'alcoolisme, de l'intoxication saturnine.

Le tremblement aigu, qui ne s'observera que pendant un temps assez court et disparaîtra sans laisser de traces, n'indique qu'un trouble passager dans l'harmonie des contractions musculaires : parfois même il est physiologique (tremblement des nerveux, des individus fatigués.)

Le tremblement chronique qui n'a aucune tendance à diminuer, qui ne rétrogradera pas, puisqu'il est en rapport avec des altérations plus ou moins prononcées, révèlera une affection chronique.

C'est en nous basant sur ces considérations que nous avons cru pouvoir classer de la façon suivante les nombreuses variétés de tremblement. Nous les passerons en revue, dans le cours du sujet, en insistant spécialement sur quelques-unes d'entre elles qui nous ont paru les moins connues.

CLASSIFICATION DES TREMBLEMENTS.

- TREMBLEMENT lié à des affections avec altérations du système nerveux.
  - Scléroses en plaques.
  - Hémiplégie
    - A. Hémorrhagie cérébrale. Ramollissement.
    - B. Atrophie cérébrale.
  - Tumeurs cérébrales. Syphilis tertiaire.
  - Traumatismes.
  - Paralysie générale.
  - Myélites
    - 1° Sclérose latérale secondaire, primitive.
    - 2° Ataxie locomotrice.
    - 3° Atrophie musculaire progressive.

- TREMBLEMENT lié à des modifications dynamiques du système nerveux.
  - Névroses.
    - Paralysie agitante.
    - Hystérie. Epilepsie. Tétanos.
    - Goitre exophthalmique.
    - Crampes des écrivains.
  - Tremblement sénile.
  - Tremblement idiopathique ou physiologique.
    - Nervosisme.
    - Froid.
    - Peur.
    - Douleur violente, spontanée ou traumatique.
  - Affaiblissement organique.
    - Inanition. Convalescence.
    - Hémorrhagie.
    - Efforts musculaires.
    - Excès vénériens.
  - Tremblement de la fièvre. Frisson.
  - Fièvres graves. Adynamies.
  - Fièvre puerpérale. Résorption purulente.
  - Fièvre intermittente.
  - Rage. Pellagre. Urémie. Eclampsie. Diabète.

- TREMBLEMENT toxique aigu (simples perturbations de l'organisme disparaissant avec la cause qui l'a produit).
  - Café. Thé. Tabac.
  - Champignons. Ergot de seigle.
  - Arsenic. Sulfure de carbone.
  - Opium. Haschisch. Curare.
  - Colchicine. Cicutine Aconitine.
  - Belladone. Fève de Calabar, etc.

TREMBLEMENT toxique chronique (atteinte profonde de l'organisme, peut persister alors que la cause occasionnelle a été écartée).	Tremblement alcoolique.
	— mercuriel.
	— saturnin.
	— syphilitique.

TREMBLEMENT épidémique de Tubingue.

TREMBLEMENT DE LA SCLÉROSE EN PLAQUES.

Ce tremblement, dit le professeur Charcot, ne se manifeste qu'à l'occasion des mouvements intentionnels d'une certaine étendue : il cesse d'exister lorsque les muscles sont abandonnés à un repos complet.

« Il est de règle que le tremblement disparaît alors que les membres sont immobilisés à une époque plus ou moins avancée de la maladie par la contracture permanente.

« S'il est vrai que le tremblement se montre quelquefois presque dès le début, il faut reconnaître cependant que c'est le symptôme tardif. Enfin, il est presque habituel que le tremblement ne dure pas aussi longtemps que la maladie elle-même; il s'amoindrit à mesure que les sujets s'affaiblisssent et il s'efface parfois complètement à l'époque de la terminaison fatale. »

D'après Charcot, ce tremblement offre trois grands caractères:

1° Il est rhythmique.

2° Il n'est pas perceptible lorsque le malade est au repos; il n'apparaît dans certains muscles que lorsque ceux-ci doivent se contracter.

3° Il augmente d'intensité à mesure que le malade approche du but visé.

M. Posternatzky pense que les différents faisceaux d'un même muscle ne se contractent pas tous et que par suite de cette contraction séparée le mouvement est interrompu et tremblotant. Il suppose, en se basant sur ses expériences, que c'est parce qu'une partie des tubes nerveux centrifuges est détruite par les plaques de sclérose (surtout des cordons antérieurs et de la partie la plus antérieure des cordons latéraux) que l'impulsion n'est plus transmise dans certaines parties des muscles, d'où contraction interrompue et tremblement.

Une objetion que l'on peut faire à cette hypothèse est de se mal concilier avec les lésions de la sclérose en plaques qui ne paraissent pas atteindre les cylindres axes.

Nous n'insisterons pas plus longuement sur cette variété de tremblement bien connu depuis les travaux de M. Charcot.

Nous ferons cependant remarquer, en terminant, que le tremblement de la sclérose en plaques, qui n'apparaît habituellement que dans les mouvements volontaires, peut, dans certaines circonstances, se montrer au repos, lorsque par exemple le malade est émotionné ou lorsqu'il éprouve de grandes douleurs. C'est ainsi qu'une malade atteinte de sclérose en plaques et dont l'observation a été recueillie par notre ami M. P. Raymond, dans le service de M. le Dr Landrieux, à la maison Chardon-Lagache, était atteinte de tremblement au repos, lorsque survenaient des crises gastralgiques de nature ataxique, ainsi que le montre la marche de la maladie.

Nous dirons dès à présent que cette question d'un tremblement survenant dans une myélopathie à l'occasion de vives douleurs nous paraît complexe. C'est ainsi que nous avons pu voir récemment à l'Hôtel-Dieu, dans le service de M. le professeur Richet, un malade atteint de myélite chronique avec envahissement des cordons postérieurs, et qui ne tremblait qu'au momnt où survenaient des crises de douleurs fulgurantes qui atteignaient les quatre membres. Dans ces cas, le tremblement est-il lié simplement à la douleur, ou bien est-il dû à la lésion médullaire? Celle-ci est-elle une cause prédisposante qui agit en modifiant les réflexes? C'est ce que nous ne saurions dire.

Observation recueillie à la maison Chradon-Lagache, dans le service de M. le Dr Landrieux, par M. Paul Raymond, interne.

Mme Bl..., 68 ans, aucun antécédent morbide de famille ni personnel, grands chagrins il y a vingt ans.

La maladie (sclérose en plaques) a commencé il y a douze ans. La malade se plaint surtout de son tremblement.

L'année dernière, 1882, le Dr Largeau, interne du service, a constaté du nystagmus qui a disparu cette année. Cependant, en fatigant les yeux de la malade, en leur faisant suivre le doigt alternativement de gauche à droite on peut voir quelques mouvements latéraux qui persistent après les mouvements volontaires.

La vue a baissé notablement, surtout depuis un an. Mme Bl... a parfois des difficultés à lire le journal, inégalité pupillaire, le regard est vague, il n'y a pas de troubles de la sensibilité.

La malade est affectée d'un tremblement des lèvres qui donne l'apparence de la « bouche de lapin » ; elle semble mâchonner continuellement. La parole est lente, traînante, les mots légèrement scandés.

La force musculaire est conservée aux membres supérieurs et aux membres inférieurs. Les réflexes patellaires sont peut-être un peu diminués.

Aux deux mains, on constate un tremblement qui apparaît lorsqu'on essaye de faire exécuter un mouvement à la malade.

Les oscillations sont d'abord peu accusées, puis elles augmentent d'amplitude au moment où le but va être atteint : la malade se jette sur l'objet qu'elle doit saisir, sans cela une nouvelle secousse l'en écarterait. Il lui est impossible de ramasser les objets de petite dimension.

Il existe en outre chez cette malade des douleurs au creux épigastrique : ces douleurs reviennent tous les mois, quelquefois toutes les trois semaines, durent trois ou quatre jours et sont accompagnées de tremblement, même quand la malade est au repos. C'est une sensation de resserrement, de constriction, s'irradiant à la base de la poitrine du côté gauche, mais non pas sur le dos.

L'année dernière, 1884, cette malade a été prise de douleurs fulgurantes, d'abolition du réflexe patellaire, d'une hydarthrose du genou droit, sans cause appréciable. On aurait donc affaire, selon toute probabilité, à des crises gastriques préataxiques, ainsi qu'on y avait songé.

C'est sur cette malade qu'on a employé la vératrine avec succès, ainsi qu'on pourra en juger par l'écriture que nous avons fait reproduire.

TREMBLEMENT LIÉ A L'HEMIPLÉGIE.

A. *Hémorrhagie cérébrale. Ramollissement.* — Ces tremblements surviennent chez les hémiplégiques, non seulement chez ceux dont la paralysie est due à une cause cérébrale, consécutive par exemple à une hémorrhagie, à un ramollissement, mais encore chez ceux où l'hémiplégie relève de ces cas complexes, d'interprétation difficile, de ces paralysies de cause générale où les lésions de l'encéphale ou de la moelle, si elles existent, sont mal déterminées. Tel est le cas de Bernhardt, cité plus bas (analysé in *Revue de Hayem*, 1883).

Ce tremblement peut être, soit préhémiplégique, c'est-à-dire survenant avant l'ictus apoplectique, soit posthémiplégique, c'est-à-dire, ce qui est le cas le plus fréquent, survenant après l'attaque et au bout d'un temps plus ou moins éloigné.

Il se montre à l'occasion d'un mouvement intentionnel, lorsque, par exemple, le malade essaie de soulever le bras, mais il n'a pas lieu au repos. Il est léger, caractérisé par des oscillations rapides et régulières, se rapprochant le plus souvent du tremblement de la sclérose en plaques.

Il est cependant une autre variété dans laquelle le tremblement qui ressemble aux mouvements de la paralysie agitante est caractérisé par une oscillation des doigts les uns sur les autres. En outre, il se montre pendant le repos au lieu de se produire dans les mouvements voulus, comme c'est la règle dans les autres tremblements posthémiplégiques.

Dans le cas de Bernhardt, il s'agit d'un jeune homme atteint d'une entérite dysenteriforme à la suite d'une rougeole, qui fut pris brusquement d'hémiplégie sans ictus, laquelle fut suivie d'un tremblement appartenant à cette variété, et prenant l'aspect du tremblement de la paralysie agitante.

On peut, en somme, admettre en clinique un tremblement qui apparaît à l'occasion de mouvements volontaires, et qui revêt l'aspect du tremblement de la sclérose en plaques, et un tremblement survenant sans être provoqué par ces mouvements et dont le type se rapproche de celui de la paralysie agitante : mais ce qu'il importe de faire remarquer, c'est que ces divers troubles moteurs peuvent se combiner entre eux, un véritable tremblement succédant ou donnant au contraire naissance à de l'hémichorée, à de l'hémiataxie, etc. Cette « ataxie du mouvement » quelle que soit sa forme, est toujours l'effet d'une même cause : l'irritation des fibres motrices ; la sclérose descendante.

Comment une même lésion produit-elle tantôt les mouvements irréguliers, incohérents, désordonnés de l'hémichorée, tantôt les oscillations rhythmiques, régulières du tremblement ! Des hypothèses seules répondent à cette question. Nous citerons cependant les opinions de MM. Demange et Brissaud, auxquelles nous nous rallions volontiers.

« La forme du tremblement, dit M. Demange, est liée sans doute, non au siège de la lésion cérébrale, mais à l'état des muscles du côté paralysé, muscles dont la tonicité, la contractilité varient suivant les sujets, suivant l'âge de l'hémiplégie et l'état de la dégénérescence descendante des fibres pyramidales.

Les lésions irritatives d'un point quelconque des fibres pyramidales produiraient le spasme spontané à forme de chorée, d'athétose, de paralysie agitante, et ce serait plutôt l'état de la moelle et de ses relations avec les muscles qui produirait le spasme provoqué à forme d'ataxie et de sclérose en plaques : ceux-ci ne se produiraient que pendant l'exécution d'un mouvement volontaire résultant de la combinaison de la rigidité musculaire et du mouvement voulu par le malade. Les premiers sont d'origine cérébrale, les seconds sont bien plutôt liés à l'état de la moelle dépendant de la lésion cérébrale primitive. »

Ainsi que l'avait fait remarquer M. Raymond dans sa thèse, tous les hémiplégiques ne sont pas atteints de tremblement : il n'y a que ceux qui ont éprouvé dans les membres paralysés des douleurs névralgiques suivies de contractures. A un certain moment celles-ci tendent à disparaître, l'hémiplégie redevient flasque, et le tremblement apparaît.

Nous étudierons plus spécialement les caractères de ce tremblement en examinant ceux du tremblement de la sclérose des cordons latéraux : disons toutefois dès à présent que le tremblement lié aux hémiplégies se montre tantôt à l'occasion d'un mouvement volontaire, tantôt pendant le repos, lorsque la paralysie motrice ne permet pas au malade d'exécuter quelques mouvements, et que d'autres fois il demande pour se produire à être provoqué, soit par la flexion, ou mieux par l'extension forcée et brusque de la main ou du pied. Les secousses sont brèves, très rapides, se font toujours dans le même sens, de haut en bas (épilepsie spinale de Brown-Séquard ; phénomène du pied des Allemands). La main tremble et bientôt l'avant-bras et le bras : les mouvements en sont parfois très étendus : au pied, les secousses sont d'une amplitude plus accentuée lorsqu'on provoque le tremblement que lorsque celui-ci se produit à l'occasion d'un mouvement intentionnel.

M. Déjerine a montré que le tremblement posthémiplégique pouvait exister non seulement du côté paralysé, mais encore gagner le côté sain. Il explique ce tremblement bilatéral par une sclérose double des cordons latéraux de la moelle.

Quant au tremblement prœhémiplégique, il survient comme symptôme initial chez un malade frappé d'apoplexie et il est remplacé au bout d'un temps généralement assez court par l'hémiplégie.

Ramollissement cérébral (personnelle).

Le nommé M... (Eugène), âgé de 53 ans, journalier, entre, le 3 mars 1884, à l'hôpital Saint-Antoine.

Pas de syphilis. A la suite d'un dîner de famille, rentre chez lui, se plaint de souffrir partout, ses facultés intellectuelles paraissent altérées, il se plaint aussi de crampes et d'une extrême faiblesse.

A son entrée à l'hôpital, il ne peut préciser le siège de ses douleurs. En parlant, sa bouche ne s'ouvre pas librement, et il paraît y avoir un certain degré de contracture des masséters, contracture cependant peu prononcée. De temps en temps, la bouche est un peu déviée à gauche et la lèvre supérieure se relève légèrement de ce côté. Hyperesthésie généralisée, mais parfois rapporte la sensation d'un côté à celle de l'autre côté. La moindre pression fait crier le malade.

Les jambes et le tronc présentent un certain degré de raideur. Réflexes normaux. Les bras sont affaiblis, la force est peu considérable et diminuée surtout à droite. Le malade tremble lorsqu'il prend son verre et le porte à sa bouche. De temps en temps on observe une sorte de contraction passagère, amenant un léger tremblement de tout le corps et accompagnée d'une inspiration saccadée. Si on demande au malade ce qu'il ressent à ce moment, il ne peut l'expliquer et prétend souffrir partout.

Quelques jours après son entrée à l'hôpital, l'état s'aggrave, le facies est irrité, le malade est étranger à tout ce qui se passe autour de lui. Les membres inférieurs présentent un peu de contracture. Délire pendant la nuit.

Le 8 mars. Rétention d'urine, on est obligé de sonder le malade.

Le malade succombe dans la nuit du 9 au 10 mars.

A l'autopsie, on trouve dans les deux hémisphères cérébraux, plusieurs foyers de ramollissement ; les autres organes sont indemnes, à l'exception des poumons qui présentent aux deux sommets des tubercules crétacés ; les bases sont congestionnées.

B. *Tremblement dans l'atrophie cérébrale.* — Il est dû, comme celui des hémiplégiques auquel il est d'ailleurs en tous points semblable, à la lésion des cordons latéraux à la suite de l'atrophie cérébrale partielle.

Il faut, pour qu'il apparaisse, que le malade fasse un mouvement volontaire, qu'il le provoque.

Ce phénomène, rare d'ailleurs, ne s'observe pas dans l'atrophie générale du cerveau, mais bien dans cette atrophie partielle (étudiée par Cotard et par Parrot) et attribuée, soit à une encéphalite, soit à des troubles de nutrition.

A côté de ces tremblements dans lesquels la lésion dégénérative des cordons latéraux est certaine, il en est d'autres où ce processus dégénératif ou irritatif tout probable qu'il est, n'est pas démontré. Nous étudierons ici, mais sans faire d'hypothèses, les tremblements que l'on rencontre dans les tumeurs cérébrales, les traumatismes de l'encéphale, la paralysie générale.

Nous ne pouvons dire s'il faut faire intervenir ici, comme plus haut, une lésion des faisceaux médullaires.

A. *Tremblement dans les tumeurs cérébrales.* — Ce tremblement n'est pas constant : parfois il ne se traduit que par un peu d'hésitation de la parole, par une légère trémulation des lèvres, lorsque le malade va parler, surtout s'il est ému. La syphilis, ainsi que l'a montré M. le professeur Fournier, peut produire le tremblement dans deux cas différents qui correspondent aux périodes secondaire et tertiaire.

Dans celle-ci le tremblement est dû aux lésions nerveuses qui, comme les tumeurs, ressortissent de la syphilis : il n'a de particulier que sa cause.

B. *Tremblement dans les traumatismes de l'encéphale.* — Nous avons relevé dans la Revue de M. Hayem (1878) une observation d'un chirurgien américain, Hamilton, que l'on peut ainsi résumer :

Un individu tombe d'un deuxième étage et se fait deux plaies à la tête. Six mois après l'accident apparaît un léger tremblement des doigts de la main droite, et plus tard du bras droit, tremblement qui gagne la jambe droite six mois après. Ce tremblement est constitué par de petits mouvements rhythmiques qui deviennent d'autant plus marqués que l'acte volontaire réclame plus de finesse d'exécution. Les mouvements de flexion sont accompagnés d'un tremblement violent. La jambe droite est le siège d'un tremblement très marqué lorsque le malade veut marcher.

Au moment où fut prise l'observation, le tremblement durait depuis dix ans. L'auteur n'émet aucune hypothèse sur sa pathogénie.

C. *Tremblement dans la paralysie générale.* — Dans cette affection, ce sont en général les extrémités supérieures qui sont atteintes. Les oscillations régulières, d'abord peu marquées au début de la maladie sont d'amplitude moyenne : leur rhythme se rapproche assez de celui du tremblement alcoolique, mais contrairement à ce dernier, le tremblement de la paralysie générale ne paraît être influencé par aucune cause. Il peut être intermittent, cesser pendant plusieurs mois, puis reparaître : il disparaît à la période terminale.

Le tremblement des lèvres manque rarement : ce sont des contractions fibrillaires qui précèdent l'émission du son et rendent la parole hésitante. Le malade est d'abord gêné dans l'articulation des mots : à un degré plus avancé il ne peut siffler qu'avec peine. A ce tremblement des lèvres se joignent souvent des secousses dans l'orbiculaire des pa upières et les divers muscles de la face.

La langue est aussi atteinte : la trémulation augmente lorsque le malade veut parler et surtout lorsqu'il essaye de tirer la langue au dehors ; but qu'il n'atteint souvent qu'avec la plus grande difficulté.

Observation de paralysie générale (personnelle).

Le nommé X..., âgé de 49 ans, serrurier, entre à l'Hôtel-Dieu, le 1er avril 1884, salle Saint-Landry n° 12, service de M. le professeur Richet.

Il est difficile d'avoir des renseignements précis du malade.

Il ne paraît présenter toutefois ni alcoolisme, ni syphilis, mais on ne peut savoir s'il présente des antécédents héréditaires.

Lorsqu'on étudie les troubles psychiques on constate

un affaiblissement marqué des facultés intellectuelles avec diminution de la mémoire. Le malade se lève la nuit sans motif et va se promener au chemin de l'hôpital, et lorsqu'on l'interroge à ce sujet, il oublie ce qu'il vient de faire, il ne sait même plus qu'il est à l'hôpital, quelquefois il oublie les mots, et prononce des phrases sans suite, incohérentes, inintelligibles.

Il mange avec ses doigts, mais verse sur lui son verre et ses aliments et se met à rire quand on lui fait une observation à ce sujet, ou bien il s'emporte, crie et dit des sottises à tous ceux qui l'entourent : quelques minutes après il est pris d'une gaieté folle et ses éclats de rire s'entendent dans les salles voisines. Mais on ne rencontre pas chez lui le délire dépressif, ni surtout ce délire ambitieux qui sont si fréquents dans la paralysie générale. Il n'a aucune tendance à l'exagération et répond très sérieusement lorsqu'on l'interroge sur sa profession.

Si l'on passe à l'état des fonctions organiques, on note aussi des troubles divers.

Du côté des fonctions digestives, on trouve un appétit considérable, la digestion se fait bien, mais le malade a de la constipation. Depuis deux mois on note une incontinence d'urine avec cystite purulente. Du côté des fonctions de nutrition, il n'y a pas d'amaigrissement.

Du côté de la circulation, on note quelquefois des bouffées de chaleur à la face qui s'injecte, mais on ne trouve pas cette tendance au refroidissement qui a été signalée.

Quant aux troubles de la sensibilité, il est difficile d'apprécier s'ils existent. Le malade sent quand on le pique avec une épingle ou quand on le pince, mais on ne peut lui faire dire à quel point du corps il rapporte la sensation.

Autant qu'on peut le croire, les sensibilités spéciales sont intactes; on a noté cependant du strabisme intermittent de l'œil droit avec dilatation de la pupille du même côté. Ceci nous amène à nous occuper des signes physiques,

Le malade regarde fixement, les yeux grands ouverts, les pupilles sont dilatées, mais surtout la droite. Deux mois après l'entrée du malade on ne constate plus cette inégalité pupillaire, le strabisme intermittent a aussi disparu.

Le malade marche normalement, cependant la force a diminué dans les membres supérieurs. Lorsque le malade serre la main il fait de grands efforts pour déployer une pression minime. Ce qu'il y a de plus important chez cet individu, c'est le tremblement.

Celui-ci affecte les membres supérieurs qui sont animés de petites oscillations rhythmiques, régulières dans leur amplitude toutefois. Il faut faire étendre la main du malade, comme chez les alcooliques, et le tremblement s'accentue surtout si l'on a eu soin de faire écarter les doigts. Il n'augmente sous aucune influence, le malade étant complètement insensible aux reproches et les émotions ne l'atteignant pas. Mais ce tremblement ne tarde pas à disparaître et, au mois de juillet, il fut impossible de le constater.

Le tremblement affecte aussi les lèvres, cependant le malade peut siffler ; il ne peut tirer la langue où l'on remarque des trémulations lorsqu'il essaye d'obéir. Ces secousses des lèvres et de la langue lui donnent un aspect particulier lorsqu'il veut parler. Avant de pouvoir prononcer le premier mot, il y a un temps d'arrêt pendant lequel on remarque des contractions de l'orbiculaire des lèvres et de différents muscles de la face, surtout de l'orbiculaire des paupières, des zygomatiques, et des releveurs des lèvres, ce qui donne au malade un aspect grimaçant. Bientôt la parole est hésitante, le malade bredouille et par moments devient incompréhensible.

J'insisterai surtout sur ces tremblements des divers muscles de la face et de la langue qui précèdent de quelques secondes l'émission de la parole et qui sont caractéristiques sur ce masque hébété.

TREMBLEMENT DANS LES MYÉLITES.

Que l'inflammation de la moelle soit systématisée, qu'elle soit, au contraire, diffuse, on peut, dans l'un ou l'autre cas, observer le tremblement, mais à une condition, c'est que les cordons latéraux soient intéressés.

Dans les myélites systématisées, ces faisceaux ont subi une dégénérescence qui est ou primitive ou surtout secondaire.

La dégénérescence secondaire, c'est la sclérose descendante que nous avons étudiée plus haut en étudiant le tremblement dans l'hémorrhagie cérébrale, par exemple.

Toutefois, cette sclérose descendante secondaire peut avoir pour cause, dans certains cas, non pas une lésion encéphalique, mais bien une lésion médullaire (compression de la moelle, par exemple).

La dégénérescence primitive, beaucoup plus rare, c'est la sclérose latente amyotrophique, c'est le tabes dorsal spasmodique, deux affections encore à l'étude, surtout la dernière, sur le compte de laquelle peuvent s'élever bien des discussions.

Ainsi donc, que ce soit la partie motrice de la capsule interne détruite qui amène une sclérose descendante des cordons latéraux, que ce soient des scléroses partielles de l'encéphale, suivies d'atrophie cérébrale, on se trouve en présence d'un tremblement identique à celui qui est lié à une affection propre de la moelle. Le résultat est le même et le symptôme tremblement semblable dans les deux cas, puisqu'il relève de la même cause, une sclérose descendante des cordons antéro-latéraux.

On le trouvera donc lié à une lésion secondaire dans les cas de compression de la moelle, à la suite de tumeurs de la moelle, des méninges ou des vertèbres, ou bien à la suite de traumatismes, de mal de Pott, de cancer vertébral, etc.

On le trouvera aussi toujours lié à une lésion secondaire dans la pachyméningite cervicale hypertrophique, cette méningite chronique qui envahit la moelle et y détermine une sclérose descendante, ou encore dans les myélites diffuses et à la suite de névrites ascendantes.

Enfin, on le trouvera comme nous l'avons vu, mais alors lié à une lésion primitive de la moelle, dans la sclérose latente amyotrophique et dans le tabes dorsal spasmodique.

Pour la sclérose latérale amyotrophique, la lésion des cordons latéraux a été nettement démontrée. Il n'en est pas de même pour le tabes dorsal spasmodique, dont l'anatomie pathologique est encore peu avancée. La sclérose latente est probable, mais on peut aussi se demander si cette affection n'est pas produite par une localisation spéciale de la sclérose en plaques.

Quoi qu'il en soit, dans toutes ces dégénérescences, le tremblement est le même, et nous pouvons en signaler maintenant les principaux caractères.

Ce tremblement est spontané ou provoqué.

Parfois, sans cause appréciable, survient une trépidation qui peut se limiter à la main ou au pied, ou bien s'étendre à tout un membre, ou bien même envahir le corps tout entier.

D'autres fois, cette trépidation est provoquée lorsqu'on relève brusquement la pointe du pied, par exemple. C'est la trépidation épileptoïde. Très accusées, ces secousses deviennent de véritables convulsions ; c'est l'épilepsie spinale. Nous ne décrirons pas ce symptôme bien connu ; nous dirons seulement que la trémulation est plus rare aux membres supérieurs et qu'elle y est aussi moins accusée qu'aux membres inférieurs.

Indépendamment de ce tremblement, on peut observer, comme dans la sclérose latérale posthémiplégique, une autre sorte de tremblement plus ou moins étendu, et qui survient lorsque le malade essaye d'imprimer des mouvements à ses muscles paralysés.

Pour résumer cet exposé, nous dirons que le tremblement s'observe dans les myélites, quelle que soit leur nature, toutes les fois que les cordons latéraux sont dégénérés.

Ceux-ci peuvent être atteints :

1° De dégénérescences secondaires à des lésions cérébrales.	Sclérose hémiplégique. Atrophie cérébrale.
2° De dégénérescences secondaires à des lésions médullaires.	Compression de la moelle. Pachyméningite cervicale chronique.
3° De dégénérescences primitives.	Sclérose latérale amyotrophique. Tabes dorsal spasmodique.

En dehors de ces cas où la lésion des cordons latéraux est manifeste, il en est d'autres où elle est seulement probable.

C'est ainsi que dans l'ataxie locomotrice on trouve, signalé dans quelques observations, un tremblement qu'il ne faut pas confondre avec ces phénomènes ataxiques qui sont caractéristiques de la maladie.

En effet, ce tremblement peu manifeste, mais réel, survient pendant le repos, tandis que les symptômes d'ataxie se montrent à l'occasion des mouvements.

Il est possible que ce tremblement ne se manifeste que lorsque la sclérose des cordons postérieurs a envahi une partie des cordons latéraux.

De même, dans l'atrophie musculaire progressive, on peut rencontrer un tremblement qui affecte les muscles déjà atrophiés ou ceux qui vont, à bref délai, sentir la dégénérescence.

Ce sont, le plus souvent, de simples contractions fibrillaires qui se succèdent rapidement et que l'on provoque par l'excitation directe du muscle. Parfois ces contractions peuvent amener de petits déplacements des doigts : en général, cependant, ces ondulations superficielles soulèvent seulement le tégument.

TREMBLEMENT DE LA PARALYSIE AGITANTE.

Ce tremblement, dit M. Charcot, existe aussi bien à l'état de repos des muscles que lorsque ceux-ci sont mis en mouvement par la volonté. Il est d'abord passager et peu accentué ; plus tard, il devient continu et définitif.

Dans les cas où il survient par intermittences, il est à remarquer qu'il se manifeste de préférence lorsque les muscles sont au repos ; il cesse, au contraire, lorsque ceux-ci sont mis en mouvement par la volonté.

Ce tremblement disparaît pendant le sommeil.

L'absence du tremblement de la tête paraît être un fait à peu près général. « Les secousses du tremblement sont beaucoup moins étendues, plus régulières, plus rapides, plus serrées que dans la sclérose multiloculaire : dans celle-ci, les oscillations sont plus amples et se rapprochent, à beaucoup d'égards, des gesticulations de la chorée ».

Les oscillations rapides entraînent les mains en dedans et en dehors.

Nous n'insisterons pas sur les caractères indiqués par Gubler et par Charcot sur la forme de la main qui paraît écrire : les deux dernières phalanges des quatre derniers doigts étendues et les dernières fléchies, le pouce se mouvant sur elles en cadence comme pour compter des pièces de monnaie, émietter du pain, filer de la laine.

Le tremblement peut gagner le poignet qui s'étend et se fléchit alternativement sur l'avant-bras, et même envahir tout le membre supérieur.

Le pied peut être agité par des mouvements de flexion et d'extension comme si le malade faisait mouvoir une pédale.

Il est des cas où ce tremblement revêt une forme hémiplégique affectant les deux membres d'un même côté du corps.

Il peut survenir subitement à la suite d'une émotion vive. Parfois, il est précédé d'un sentiment de fatigue, de malaise. Il augmente à la suite d'une émotion ou après un exercice pénible ; il diminue parfois sous l'influence de la volonté ou dans certains actes, lorsque le malade mange, par exemple. Néanmoins, sa caractéristique est d'être continu et égal à l'état de veille.

Observation résumée, communiquée par M. Paul Raymond, interne des hôpitaux. (Maison Chardon-Lagache, service de M. le Dr Landrieux.)

Mme F..., 64 ans, avec antécédents de nervosisme, est atteinte de paralysie agitante qui a débuté il y a huit ans. Après une violente émotion causée par la mort de sa sœur, elle s'aperçut, au bout de quelques semaines, qu'elle était atteinte de tremblement des mains. Ce tremblement était continuel, mais augmentait sous l'influence des émotions. L'état est resté stationnaire jusqu'à l'année 1883. A cette époque, il nous est donné d'examiner la malade.

On constate que le tremblement occupe exclusivement les membres supérieurs. Comme les années précédentes, il est continuel, mais diminué. A certains moments, il augmente au contraire, lorsque la malade y pense ou est émotionnée, ou encore lorsqu'on la regarde.

La position de la main semble caractéristique, les doigts sont allongés comme si la malade écrivait. Elle semble continuellement émietter du pain. De plus, si l'on fait poser l'avant-bras sur une table, les secousses du poignet lui impriment des mouvements oscillatoires.

Comme phénomène fonctionnel, la malade présente une sensation insolite de chaleur : il lui semble toujours qu'elle a trop chaud, surtout la nuit.

Il n'y a pas de propulsion en avant, ni de rétropulsion. D'ailleurs, la malade marche à peine par suite d'une grande faiblesse dans les jambes.

Le corps est porté en avant, le cou ne tremble pas, les traits de la face immobiles, les yeux fixes donnent à Mme F.... l'aspect soudé. On a essayé contre ces tremblements la vératrine qui paraissait devoir réussir, mais des phénomènes de gastrite étant survenus, la malade a refusé de continuer le traitement.

TREMBLEMENT DE L'HYSTÉRIE.

Dans cette névrose, on peut observer un tremblement parfois très intense auquel on avait donné autrefois le nom de chorée hystérique ; ses oscillations rapides, rhythmiques, verticales, toujours de même sens, diffèrent essentiellement des mouvements irréguliers, sans aucun ordre, de la chorée. Dans certains cas, la trémulation est involontaire; le plus souvent cependant, elle survient à l'occasion de mouvements intentionnels ou à la suite de la flexion ou de l'extension des extrémités.

Dans l'épilepsie, le tétanos, on a signalé des tremblements atteignant principalement les lèvres sous forme de trémulation.

On trouve notés dans Grisolle des mouvements rhythmiques survenant immédiatement après l'accès de vertige épileptique.

TRAITEMENT DU GOITRE EXOPHTHALMIQUE.

D'après Ballet qui, en France, a étudié ce symptôme de la maladie de Basedow, ce serait une manifestation très commune, mais qui passe le plus souvent inaperçue.

Ce tremblement éclate parfois dès le début de la maladie, et il peut même être le premier trouble qui attire l'attention. Dans quelques cas même, il est si intense, que c'est pour lui seul que les malades viennent consulter le médecin, attachant peu d'importance aux autres signes : exophthalmie, palpitations, etc., mais d'autres fois, il faut le dire, ce tremblement est peu manifeste, et il demande a être cherché.

D'autre part, comme le fait remarquer M. Marie, il peut se faire que ce tremblement n'existe pas lorsqu'on examine le malade, et alors, ou bien il aura existé précédemment, ou bien il ne se montrera que dans certains mouvements, dans l'acte de coudre par exemple.

Ce sont le plus souvent de petites secousses rhythmiques, rapides, d'amplitude variable, qui offrent une certaine ressemblance avec le tremblement alcoolique. Dans certains cas, ce tremblement est général, très marqué au repos, et s'exagérant quelque peu au moment des mouvements (Féréol).

Il est aussi des cas où il s'accompagne de contractions fibrillaires dans la plupart des muscles des membres et dans quelques muscles du tronc.

En général, il affecte les membres supérieurs, mais les membres inférieurs peuvent aussi être pris de mouvements rhythmiques analogues à ceux qui sont exécutés pour faire marcher une pédale (Marie). Là, il peut être si fort qu'il s'oppose à la marche.

Nous ne saurions mieux faire que de rappeler ici, en la résumant, une observation très intéressante publiée par notre ami, M. le Dr Gros, dans sa thèse inaugurale, « Étude sur le goitre exophthalmique, » Paris, 1884, et dans laquelle le symptôme tremblement tient une grande place.

Marie-Louise R..., 52 ans, couturière, entrée le 27 novembre 1883, à la Salpêtrière, salle Roger, lit n° 5.

Pas d'antécédents héréditaires.

Réglée à 15 ans. Le fut toujours régulièrement jusqu'à 47 ans. Elle eut un enfant à 22 ans.

Bronchite en 1870.

Vers l'âge de 35 ans, à la suite de grands chagrins, elle fut prise de palpitations et de tremblement général qui disparurent assez rapidement. Mais depuis cette époque, la moindre émotion qui, auparavant l'eût laissée indifférente, produisait chez elle un tremblement assez fort pour l'arrêter dans sa marche, ou lui faire échapper les objets qu'elle tenait à la main. (Il m'est arrivé, dit-elle, qu'étant à table, il m'était impossible de me servir du sel, tout était renversé avant d'arriver à mon assiette. Il suffisait pour cela qu'une personne peu connue m'adressât la parole). Ce tremblement durait quelques minutes, puis tout rentrait dans l'ordre.

Règles irrégulières à 47 ans, se terminent à 50 ans.

Au mois de janvier 1883, sans cause connue, elle est prise d'inappétence, de tremblement et de palpitations qui augmentent jusqu'au printemps. A la Charité, on lui ordonne du bromure de potassium et le séjour à la campagne. Elle est soulagée pour quelques mois, puis elle est reprise et vient trouver M. Charcot, au mois d'octobre. Il la soumet à un traitement électrothérapique. Une partie des forces sont recouvrées, mais le tremblement reste tel. Elle entre à l'hôpital.

Les yeux deviennent saillants, le cou augmente de volume. La malade a des battements de cœur. A l'auscultation pas de bruit de souffle, mais il semble que les muscles de la poitrine soient atteints d'une trémulation qui se communique à la tête de la personne qui ausculte.

Le tremblement est général et très prononcé, tout

le corps est agité d'une trémulation continuelle, ce que l'on sent parfaitement en appuyant les deux mains sur les épaules de la malade. De plus, tous les muscles sont animés de mouvements fibrillaires très marqués, et c'est cette palpitation généralisée à toute la surface du corps qui nous a produit cette sensation singulière que nous avons ressentie en auscultant la malade.

Chez cette malade, le tremblement a été très prononcé dès le début. C'est par lui et les palpitations que la malade a eu conscience de son mal. Fait curieux chez cette malade, l'affection n'éclate qu'à 51 ans et le tremblement paraît exister depuis l'âge de 35 ans.

TREMBLEMENT DANS LES NÉVROSES DES ÉCRIVAINS.

Dans cette singulière affection, le tremblement débute en général d'une façon lente :

« Le malade, éprouve lorsqu'il veut écrire, un tremblement irrésistible dans l'annulaire et le petit doigt ; il sent ce mouvement commencer par les fléchisseurs de l'avant-bras, envahir la main. L'idée même d'écrire semble favoriser le tremblement qui augmente aussi lorsqu'on regarde le malade écrire ; la main et l'avant-bras sont agités de mouvements spasmodiques et le malade est obligé de suspendre son travail. » (Duchenne, de Boulogne.)

Le tremblement gagne le bras, l'épaule, les muscles du cou et notamment le splénius, ce qui amène un tremblement avec inclinaison de la tête ; il persiste tant que le malade travaille et disparaît avec l'acte.

Quand ce tremblement commence, dit le professeur Jaccoud, il est très léger et l'individu peut encore écrire, mais son écriture est comme brisée par des oscillations plus ou moins régulières.

TREMBLEMENT SÉNILE.

Le tremblement sénile est caractérisé par une réunion de secousses rapides de peu d'amplitude, augmentant sous l'influence d'une émotion, d'un mouvement volontaire et disparaissant ou diminuant au repos.

Il atteint plus souvent les extrémités et le cou, mais il peut aussi gagner les autres parties du corps.

Il débute d'une façon lente par le cou, puis il envahit les membres supérieurs : il peut cependant se limiter à une main; d'autres fois, il reste localisé à la tête, ce qui est rare néanmoins. Enfin il peut envahir les membres inférieurs.

Le tremblement disparaît par le repos et surtout lorsque le malade est couché, mais il se montre au moindre effort, au plus petit mouvement, ou lorsque le malade se lève; au moment où la tête quittant l'oreiller doit être soutenue par le seul effort des muscles de la nuque, le tremblement apparaît et il augmente par la fatigue ou encore par l'émotion, lorsque le malade se sent observé.

M. Charcot a insisté sur les mouvements que l'on observe dans le tremblement sénile; ceux de la tête sont de deux ordres : ce sont d'abord des mouvements de flexion et d'extension (sorte d'affirmation) ou au contraire des mouvements de latéralité (mouvements de négation). Ces divers mouvements peuvent se combiner.

On voit aussi fréquemment des secousses qui atteignent la lèvre inférieure et le menton, qui paraissent se mouvoir sur la lèvre supérieure, comme si le malade mâchonnait dans les sillons gingivo-labiaux (phénomène de la bouche de lapin).

Des lèvres, le tremblement peut passer à la langue ; alors la parole devient hésitante et tremblée.

On a signalé que parfois le tremblement était plus fort avant les repas et qu'il diminuait ou même cessait lorsque le malade avait mangé. (Demange.)

D'après le même auteur, le tremblement sénile augmenterait aussi par les temps d'orage, lorsque la pression atmosphérique est basse et l'air chargé d'électricité.

Ce qu'il y a d'important dans l'étude du tremblement sénile, c'est que les oscillations sont régulières et n'augmentent pas d'amplitude. Ainsi, lorsqu'on fait saisir un objet par le malade, les oscillations ne s'exagèrent pas comme dans la sclérose en plaques, à mesure que le but va être atteint. Les excitations éthyliques restent aussi sans action sur lui, ce qui le différencie du tremblement alcoolique.

Il est en effet souvent difficile de distinguer ces deux variétés de tremblement, et il faudra interroger avec beaucoup de soin les circonstances concomitantes, les rêves du malade, ses habitudes, etc. Il y aura lieu également de tenir compte de ces états hybrides où le sujet, vieillard alcoolique, offre à l'observation les deux sortes de secousses musculaires que nous venons d'indiquer.

Nous ne ferons que signaler les spasmes du cou avec lesquels le tremblement sénile ne peut être confondu : la tête tourne, d'un côté à l'autre, d'une façon régulière et lente, mais suivant un type qui s'écarte de celui du tremblement sénile.

OBSERVATION (personnelle).

P. Marie-Anne, veuve J..., entre le 21 octobre 1883, à l'asile Sainte-Anne.

Ses facultés intellectuelles présentent un affaiblissement notable, elle a des idées de persécution, les malades l'insultent et la menacent.

Elle présente un tremblement peu accentué de la tête qui est animée de légers mouvements de latéralité. Ce tremblement est considérable aux mains qui exécutent des mouvements de latéralité assez courts et d'une seule pièce : les doigts ne tremblent pas.

OBSERVATION (personnelle).

H... Julie, 63 ans, entre le 3 août 1882, à l'asile Sainte-Anne.

Cette malade est atteinte d'un délire mélancolique, elle a des craintes pour son avenir, pour sa famille, toute sa vie a été malheureuse ; mère morte à la Salpêtrière.

Elle a eu plusieurs attaques de rhumatisme.

Le 22 août 1883, on s'aperçoit que la tête est animée de mouvements de flexion et d'extension qui ne cessent que pendant le repos, c'est-à-dire quand elle repose sur l'oreiller. Ces mouvements d'abords légers, vont en augmentant et sont maintenant manifestes. Les mains sont tremblottantes.

TREMBLEMENT IDIOPATHIQUE OU PHYSIOLOGIQUE.

Ce tremblement survient chez les personnes nerveuses, impressionnables, à la suite de vives émotions (colère, peur, joie), parfois même à la suite d'une simple contrariété.

Mais ce n'est pas là seulement une simple manifestation du nervosisme : on doit encore faire rentrer dans cette classe le tremblement qui survient sous l'influence du froid, ou après une douleur violente qu'elle soit spontanée (colique néphrétique, étranglement interne) ou provoquée par un traumatisme chirurgical, par exemple.

Ce tremblement est d'ordre réflexe et déterminé par une excitation périphérique des nerfs. C'est ainsi qu'il survient après l'impression du froid, ou au contraire après un séjour prolongé dans un milieu trop chaud.

Le tremblement, qui peut être consécutif au cathétérisme de l'urèthre, paraît être lié à la même cause. Peut-être cependant n'est-il qu'une manifestation de l'empoisonnement urineux.

Ce tremblement est souvent héréditaire. Il affecte surtout les membres supérieurs : parfois il est limité aux lèvres, il disparaît aussi vite qu'il s'est montré, avec la cause qui l'a produit. Dans quelques cas la puissance de la volonté peut le faire cesser ou tout au moins le rendre plus légér, ainsi que cela se voit dans le tremblement de la frayeur ou des émotions morales.

Il est des cas enfin où sa durée est longue.

« Van Swieten a observé un individu qui, réveillé en sursaut par un violent coup de tonnerre, fut affecté d'un tremblement qui dura vingt ans, tout en conservant d'ailleurs une bonne santé. » (Gueneau de Mussy.)

TREMBLEMENT PAR AFFAIBLISSEMENT ORGANIQUE.

Chez les individus débilités, affaiblis par l'inanition, la convalescence, les hémorrhagies, les affections cachectisantes, les excès vénériens. on voit survenir assez souvent, sous l'influence du moindre effort musculaire, ou même seulement lorsque ces malades se tiennent debout, un tremblement qui est en général passager.

Il paraît dû à un épuisement de l'innervation : sous l'influence de la diminution de l'influx nerveux, l'équilibre des forces qui président au maintient du tonus musculaire est rompu et les secousses apparaissent. De ces variétés de tremblement, il faut en rapprocher quelques autres qui ne paraissent pas toutefois reconnaître la même origine. Il s'agit ici de ce tremblement que l'on a appelé ischémique et qui semble dépendre d'une gêne de la circulation locale.

On sait, en effet, qu'il n'est pas rare de voir apparaître des secousses de tremblement après des efforts musculaires prolongés ou exagérés ; lorsqu'on laisse pendre son bras pendant un certain temps; lorsqu'on porte un objet trop lourd, lorsqu'on se tient debout trop longtemps, etc.

Peut-être cependant n'y a-t-il là qu'une simple question de fatigues, une dépression nerveuse passagère ?

De cette variété de tremblement on peut rapprocher la suivante :

OBSERVATION (personnelle).

Tremblement des fièvres graves et de l'adynamie. — M. X..., 26 ans, employé, tempérament lymphatique, parents nerveux ; lui-même accuse un certain degré de nervosisme. Après des excès vénériens, M. X... vit apparaître un tremblement aux membres supérieurs et surtout aux doigts qui sont agités de secousses rhythmiques. Ce tremblement dure en général peu de temps et ne reparaît pas lorsque M. X. reprend une vie plus régulière. La volonté peut en certains moments arrêter ces oscillations qui paraissent dominer à la main droite sans être d'ailleurs très accentuées.

TREMBLEMENT DANS LA FIÈVRE. FRISSON.

Dans la première période de la fièvre, on voit apparaître, sous forme d'accès, le frisson. Celui-ci présente de nombreuses variétés, quant à son mode de début, à sa fréquence, à sa durée, etc., etc. ; on sait qu'il peut être simple ou multiple, violent ou léger, et que tous ces caractères ont la plus grande valeur séiniologique.

Il ne se montre, dit M. Fernet, que lorsque la température atteint 39°, 40°, et lorsqu'elle s'élève à ce chiffre, dans un espace de temps assez court. Ce tremblement comprend plusieurs degrés : ou il est léger, ou bien d'une grande violence, ou généralisé, avec froid intense, claquement des dents, etc., etc. Les anciens avaient désigné ces degrés sous les noms de *horripilatio, horror, ri-*

gor. Nous ne décrirons pas les phénomènes bien connus qui accompagnent le frisson. Nous signalerons seulement le trouble de la circulation avec pâleur de la face, cyanose, abaissement de la température aux extrémités, sensation de malaise et de froid : les dents claquent, tous les membres tremblent, mais les secousses n'ont en elles-mêmes rien de bien caractéristique.

TREMBLEMENT DES FIÈVRES GRAVES DE L'ADYNAMIE.

Il n'est pas rare de voir survenir le tremblement dans les états adynamiques, plutôt à l'état de trémulation qu'à l'état de secousses bien marquées. Les secousses débutent par les membres supérieurs et gagnent bientôt les muscles des lèvres, de la langue, de la tête. Ce sont surtout les lèvres et les mains qui sont affectées de secousses rhythmiques, et on les aperçoit nettement lorsque le malade cherche à boire : c'est à ce moment en effet, que, sous l'influence de l'effort, elles atteignent leur maximum d'intensité.

Dans les fièvres graves, M. Bouveret cite l'observation d'une jeune fille de 22 ans qui fut prise, au 10ᵉ jour d'une fièvre typhoïde, d'un tremblement analogue à celui de la sclérose en plaques : la main de la malade exécutait une série d'oscillations à amplitudes croissantes. Les mêmes tremblements s'observaient dans les membres inférieurs. Pendant que les symptômes de la maladie allaient en diminuant, le tremblement devenait plus marqué : il ne disparut qu'à la fin de la convalescence.

M. Landouzy, dans sa thèse d'agrégation, cite un cas semblable.

S. Homolle, dans son article « fièvre typhoïde » dans le Dictionnaire Jaccoud, rapporte aussi une observation analogue : le tremblement était surtout prédominant aux membres supérieurs, et 18 mois après la fièvre typhoïde qui avait été grave, ces accidents s'aggravaient encore.

M. Gübler cite deux cas de tremblement survenant à la suite d'érysipèles, occupant l'un, toute la tête, l'autre étant limité à une moitié du corps.

M. Durozier cite également un cas de tremblement survenu après un érysipèle de la face.

M. Westphal cite des cas semblables après la variole, ainsi que MM. Béhier et Liouville.

M. Clément cite M. Fieber, de Vienne, qui a vu le tremblement succéder au typhus.

On a signalé aussi le tremblement dans le choléra.

Dans tous ces cas, le tremblement peut revêtir deux types principaux : celui de la paralysie agitante, celui de la sclérose en plaques. Ce dernier paraît même être le plus fréquemment représenté. On sait que M. Charcot a signalé dans ses leçons sur les maladies du système nerveux, l'influence de certaines maladies aiguës sur le développement de la sclérose en plaques, et il cite des cas où les symptômes de cette affection se sont montrés à la suite de fièvre typhoïde, de choléra, de variole, par exemple.

Dans certains cas même, il y a eu autopsie, et l'on a trouvé des plaques de sclérose bulbaire. Aussi cette question est-elle complexe.

Dans ces cas, la sclérose en plaques s'est évidemment développée sous l'influence de la fièvre typhoïde. La lésion s'est aggravée, et avec elle tous les symptômes (cas de Homolle).

Mais que dire des autres cas (celui de M. Bouveret),où les symptômes se sont amendés dans la convalescence? Y a-t-il eu simple perturbation nerveuse, ou bien y a-t-il eu vraiment production de plaques scléreuses? Il est difficile, par l'absence d'autopsie, de répondre à ces questions.

Il est probable qu'on peut dire des tremblements liés aux autres états infectieux ce qu'on a dit de la fièvre typhoïde.

TREMBLEMENTS TOXIQUES AIGUS.

Tabac. — Le tremblement lié à cette intoxication est passager et de courte durée ; il se manifeste principalement chez les individus nerveux et impressionnables.

Tardieu cite deux observations où ce tremblement fut observé à la suite d'applications de feuilles de tabac sur une grande étendue de la surface cutanée.

M. Vulpian, et plus tard Latteux, ont déterminé ce symptôme par des injections de nicotine, chez des animaux.

Guéneau de Mussy a cité l'observation d'un médecin atteint d'un tremblement qu'il attribuait à l'habitude de priser. Il renonça au tabac, pendant un an ou deux et le tremblement cessa, mais il reparut bientôt, le médecin ayant repris son ancienne habitude. Ce médecin doit être celui dont parle Duchenne (de Boulogne.) Cet auteur ajoute que le tremblement qui avait disparu était remplacé par des vertiges, de la perte de mémoire, de troubles nerveux, tous phénomènes liés à la suppression du tabac.

Ce tremblement ne présente guère de caractères particuliers : on sait qu'il est beaucoup de fumeurs qui tremblent quand ils fument à jeun.

OBSERVATIONS (personnelles).

M. F., négociant, âgé de 40 ans. Pas d'antécédents nerveux dans sa famille; lui-même n'est pas nerveux; il n'est ni alcoolique ni syphilitique. Il ne fume pas, mais il fait usage depuis trois ans de tabac à priser, et cela en assez grande quantité. M. F. remarqua avec surprise que le matin principalement, il était atteint d'un tremblement qui occupe les mains exclusivement. Ce sont des oscillations régulières et latérales des doigts notamment, quoique le poignet présente quelques mouvements. Ce tremblement dure une demi-heure, trois quarts d'heure et disparaît aussi rapidement qu'il est venu, et sans que M. F. le traite en aucune façon. Il est à remarquer que ce tremblement ne survient que lorsque M. F. a pris dans la soirée une dose de tabac plus considérable que d'habitude. Il ne l'a observé que très rarement dans la journée.

M. B., 25 ans, étudiant, pas de nervosisme, est atteint de tremblement des mains lorsqu'il fume deux ou trois pipes. Il n'a jamais remarqué que ce tremblement envahît les autres parties du corps. Il dure parfois une heure et disparaît peu à peu, sans que le malade s'en inquiète. Il apparaît principalement lorsque M. B.... a beaucoup travaillé ou est préoccupé.

Café, thé. — Ce tremblement n'offre rien de particulier; on le rencontre de préférence chez les individus à système nerveux impressionnable.

Champignons, ergot de seigle. — On a noté la longue durée du tremblement dans l'intoxication par le seigle ergoté.

Arsenic. — Ce tremblement s'observe dans l'intoxication chronique et spécialement chez les ouvriers qui travaillent à la fabrication des papiers peints ou qui manient directement le vert de Schweinfurt.

Le plus souvent, ce tremblement est général; dans quelques cas, il est partiel et il affecte alors principalement les membres inférieurs.

Il s'accompagne d'un grand affaiblissement des membres et surtout de ces éruptions érythémateuses, de ces pustules, de ces ulcérations caractéristiques de l'arsenicisme.

Parfois il est passager, d'autres fois il précède la paralysie.

Sulfure de carbone. — Le tremblement atteint surtout les ouvriers employés à la vulcanisation du caoutchouc.

Parfois limité aux lèvres, c'est un tremblement qui gêne la parole. D'autres fois il est plus étendu et peut envahir les bras, les jambes, qui sont le siège d'une grande faiblesse. Il rend alors la marche incertaine : souvent, il y a coexistence de crampes douloureuses.

Opium, haschisch, etc. — Chez les opiphages, ainsi que chez les fumeurs d'opium, on rencontre fréquemment ce tremblement,qui disparaît sous l'influence d'une nouvelle dose d'opium. Il y a là, comme dans le tremblement alcoolique,une excitation passagère qui fait disparaître pour un moment toute trace de tremblement.

Alcaloïdes. — Dans l'empoisonnement par la belladone, le tremblement envahit surtout les membres supérieurs.

Ce même symptôme a été noté dans les cas d'intoxication par l'aconit, la colchique, la ciguë, etc.

Nous dirons à ce propos qu'il nous a paru intéressant de rechercher, si dans son dialogue de Phédon, Platon mentionnait le tremblement en racontant la mort de Socrate. Il est seulement fait mention des mouvements qui précédèrent la mort.

TREMBLEMENT ALCOOLIQUE.

Au milieu des troubles nombreux que détermine l'intoxication alcoolique, il en est qui intéressent principalement la motilité.

Le tremblement est de ce nombre, et c'est, sinon le symptôme le plus important, tout au moins le plus fréquent et généralement le premier en date.

Au début, l'alcoolique s'aperçoit le matin, à son réveil, qu'il a de la peine à s'habiller : ses mains tremblent; parfois, ses jambes flageolent. Il prend une nouvelle dose d'alcool et tous ces accidents disparaissent; l'ordre est rétabli.

Dans certains cas même, sans aucun stimulant, le tremblement disparaît. En effet, ainsi qu'on l'a fait remarquer depuis longtemps, le tremblement alcoolique est surtout prononcé au matin.

De passager qu'il était au début, le tremblement, d'abord limité aux mains sous forme de petites secousses rhythmiques, devient continu et envahit les bras, la tête, les lèvres, la langue; dans la période ultime, il gagne les muscles des membres inférieurs, de la nuque, etc.

A cette dernière période de l'intoxication, le malade marche en hésitant, et même il peut devenir complètement impotent, véritable paralytique par suite de cet affaiblissement extrême du système musculaire que l'on rencontre presque toujours dans l'alcoolisme et qui est un des symptômes les plus nets de cette intoxication.

Comme la plupart des autres tremblements, celui-ci augmente sous l'influence de l'attention, d'une émotion, de l'effort. C'est même là un bon moyen de le faire apparaître lorsqu'il est très léger. On fait étendre les bras au malade, les doigts écartés selon la méthode classique.

Ce tremblement est le plus souvent léger et permet au malade de travailler; parfois cependant tout travail devient impossible. Son intensité s'accroît à mesure que les excès deviennent plus nombreux. Lorsque les muscles de la tête sont atteints, il y a du bégaiement, une trémulation des lèvres et de la langue qui amènent l'hésitation de la parole ; celle-ci peut même devenir tout à fait inintelligible.

Tremblement alcoolique (personnelle).

M. T..., 40 ans ; voyageur de commerce, entré le 1er mars 1884, dans le service de M. Chauffard, à l'Hôtel-Dieu annexe.

Ce malade a eu la syphilis, à l'âge de 18 ans, sans accidents tertiaires, n'a eu aucune autre maladie.

Depuis longtemps. M. T... fait des excès alcooliques. Il n'a pas tardé à perdre l'appétit, il éprouve une sensation de brûlure dans l'œsophage, et tous les matins, au sortir du lit, il a des vomissements bilieux.

Depuis six ans, il avoue que les membres supérieurs, surtout les mains, éprouvent un tremblement qui disparaît, d'allleurs, dès que le malade a absorbé une nouvelle dose d'alcool. Alors M.T... peut écrire, vaquer à ses affaires. Pourtant déjà il remarque que parfois il éprouve quelque difficulté à s'habiller.

En juin 1883, la situation du malade s'est aggravée Le tremblement est devenu tel que M. T... peut à peine porter un verre à sa bouche, et que de nouvelles libations ne le font point disparaître. Impossibilité d'écrire, quelquefois de s'habiller. Le tremblement, plus intense le matin, persiste toute la journée.

Le malade, forcé d'abandonner les voyages, vient à la consultation. Il se plaint de maux de tête, de vertiges, de fourmillements, surtout aux pieds et aux mains. La voix est rauque et éraillée. Insomnies, cauchemars, vision d'animaux.

TREMBLEMENT MERCURIEL.

Tardieu avait divisé ce tremblement en trois formes :

1° Tremblement mercuriel proprement dit ;

2° Tremblement avec douleurs et convulsions, véritables attaques épileptiformes ;

3° Tremblement avec troubles de l'intelligence où la cachexie joue le plus grand rôle et où l'état du malade est celui d'un paralytique.

Nous admettons cette division, tout en faisant remarquer qu'il y a surtout lieu d'envisager le tremblement proprement dit, celui qui correspond à la première variété de Tardieu. En effet, dans la deuxième variété, l'élément douleur (calends dans l'espèce) vient s'ajouter au tremblement et certainement l'exaspère, le modifie, ainsi que nous avons eu l'occasion de le faire observer à propos du tremblement de la sclérose en plaques et de l'ataxie locomotrice. Ce tremblement n'est plus un, la douleur s'est greffée sur lui et détermine alors de véritables convulsions.

Quant à la troisième variété, la cachexie est venue compliquer le symptôme ; mais celui-ci est resté le même.

Nous emprunterons la plupart des détails qui suivent à un article publié dans le *Progrès médical* par M. Paul Raymond, qui est allé étudier chez les mineurs d'Almaden les accidents que cause l'intoxication du mercure.

« Parfois, dit-il, l'intoxication mercurielle peut débuter par le tremblement, sans qu'il y ait eu stomatite, et ce tremblement peut survenir de deux façons : lentement ou, au contraire, brusquement. Ce dernier mode de début n'est même pas très rare. »

Dans sa thèse, M. Schoull fait remarquer que le tremblement est le plus souvent précédé de signes de cachexie : pâleur, amaigrissement, perte des forces et de l'appétit.

Lorsque le tremblement survient lentement, il est précédé de faiblesse dans les membres, d'élancements, de douleurs musculaires.

Il débute ordinairement par l'un des membres supérieurs, puis gagne l'autre et envahit plus tard les membres inférieurs.

Quelquefois, il débute par la tête et atteint les muscles de la face : les lèvres tremblent, la parole est hésitante et saccadée, la figure est grimaçante.

Le tremblement, peu marqué ou même nul au repos, se montre à l'occasion des mouvements intentionnels. Les oscillations sont surtout horizontales : dans quelques cas, on a noté des mouvements de pronation et de supination.

Si les bras sont étendus et les doigts écartés, on voit des secousses régulières horizontales qui augmentent d'intensité si l'effort persiste. Parfois, il y a une véritable ataxie des mouvements,

Lorsque le tremblement a envahi les membres inférieurs, les jambes flageolent, le malade ne peut se tenir debout, le corps est agité en tous sens.

Dans certains cas, le tremblement mercuriel se complique de convulsions et de contractures. En général la force musculaire est conservée.

Lorsque le tremblement dure depuis longtemps et que la cachexie mercurielle est survenue, on peut voir des malades, véritables paralytiques, se traîner péniblement, le corps agité de mouvements désordonnés, surtout aux changements de saison ou au moment des variations brusques de l'atmosphère, lorsque souffle un vent froid et humide.

TREMBLEMENT SATURNIN.

Ressemblant en cela à l'intoxication mercurielle, le saturnisme donne souvent naissance à un tremblement qui est, en général, moins prononcé que le tremblement mercuriel.

Comme ce dernier, il reste souvent limité aux membres supérieurs par lesquels il commence, mais il peut, comme lui, envahir la tête, les muscles de la face, et notamment les lèvres. On a remarqué qu'il envahissait tout d'abord les muscles qui étaient en contact direct avec le plomb, et qu'il coïncidait le plus souvent avec un degré plus ou moins avancé de paralysie motrice ou sensitive de même nature, de sorte que la théorie de l'intoxication périphérique, applicable à la paralysie saturnine, le serait également au tremblement. On a cité des cas où les mains, exposées d'une façon permanente au contact du plomb, étaient seules atteintes de tremblement, sans qu'il y eût d'autre manifestation d'intoxication générale.

Il paraît résulter de nombreuses observations que les peintres sont généralement atteints plus tard que les ouvriers en minium ou en céruse.

Ce tremblement est caractérisé tantôt par une légère trémulation d'un rhythme régulier, tantôt, et le plus souvent, par des secousses d'amplitude moyenne.

Dans certains cas, il se généralise et indique alors que l'économie est profondément altérée : le cou, la tête, les membres sont le siège de mouvements rapides et cadencés.

Lorsque ce tremblement est général, il prédomine ordinairement d'un côté (Lafont).

D'autres fois, il est partiel ; dans ce cas, c'est rarement la tête qu'il a envahie : on peut voir cependant une trémulation de la langue ou des lèvres coïncider avec les secousses des mains.

En général, il ne débute pas brusquement; il y a d'abord une période plus ou moins longue de faiblesse musculaire progressive survenant, et c'est là un fait important, à la fin de la journée, après le travail : elle disparaît par le repos de la nuit.

D'autres fois, le début est rapide et même subit, après une attaque de colique saturnine.

Un caractère important de ce tremblement est d'augmenter, à la suite d'une fatigue, à la fin de la journée, ce qui le distingue du tremblement alcoolique. Il disparaît sous l'influence du traitement, surtout s'il est peu prononcé, ou bien spontanément, lorsque le malade cesse de s'exposer à l'intoxication.

Ainsi que le fait remarquer Lafont, le tremblement alcoolique peut survenir chez un saturnin, et ce n'est pas un fait très rare. Il faut donc se garder de prendre pour un tremblement plombique un tremblement alcoolique survenu chez un homme exposé, par sa profession, aux accidents saturnins.

D'autre part, le tremblement alcoolique peut venir compliquer un tremblement saturnin et donner ainsi naissance à des cas hybrides. Mais alors, le tremblement alcoolique qui survient le matin à jeun diffère de celui produit par le plomb qui survient, au contraire, après le travail de la journée, dans la période de début tout au moins, augmente après l'ingestion d'une petite quantité d'alcool, qui fait disparaître le tremblement alcoolique.

En outre, ce dernier gagne la langue, les lèvres, et offre une tendance à la généralisation, qu'on rencontre moins souvent dans le tremblement saturnin, où le bégaiement est aussi plus rare.

Quant aux cas hybrides, ils se reconnaîtront d'après les renseignements et surtout à la marche du tremblement : une nouvelle exposition au plomb exagérera le tremblement, qui ne cessera plus par l'ingestion de l'alcool.

Observation (personnelle).

Le nommé X..., typographe, 45 ans, entre le 29 septembre 1884, à la Charité, service de M. Desnos.

Dans les antécédents du malade, nous ne retrouvons aucune trace ni de syphilis, ni d'alcoolisme.

En 1875, il eut deux attaques légères de coliques de plomb, sans accidents nerveux et paralytiques.

Le malade présente une teinte subictérique des conjonctives ; les téguments sont pâles et décolorés ; le liséré gingival est très prononcé et l'haleine fétide.

Depuis quelque temps, le malade éprouve une faiblesse des membres et manie avec moins d'habileté les caractères d'imprimerie qu'il laisse parfois tomber.

Les membres supérieurs sont le siège d'un tremblement assez prononcé. Ce tremblement, peu perceptible quand les membres sont à l'état de repos, devient très apparent quand on fait étendre les bras en avant.

Le bras droit présente des oscillations rapides, égales, avec des mouvements réguliers de va-et-vient. La volonté ne peut arrêter ce tremblement.

Au bras gauche, le tremblement est moins prononcé.

Quand le malade est assis ou couché, si on lui dit de soulever les jambes, elles tremblent manifestement, la droite plus que la gauche. Les oscillations sont des mouvements alternatifs de flexion et d'extension.

Le tremblement augmente par la fatigue. Pas de tremblement de la langue, ni de paralysie des extenseurs.

Sensibilité et intelligence intactes.

Bains sulfureux et iodure de potassium, 4 grammes.

TREMBLEMENT SYPHILITIQUE.

Nous avons déjà étudié le tremblement qui peut survenir à la période tertiaire de la syphilis et qui est lié à une lésion dégénérative des centres nerveux. M. Fournier a signalé également ce symptôme dans la deuxième période de l'intoxication, et son étude est certainement des plus intéressantes.

Sa pathogénie est peu connue. M. Fournier a fait remarquer seulement qu'il se montrait principalement chez la femme, et chez la femme dont le système nerveux est fortement ébranlé par l'infection secondaire : il coïncide alors avec les névralgies, l'analgésie, les palpitations, les crises hystériformes, etc. Il est donc lui aussi manifestement d'origine nerveuse, mais il ne paraît pas correspondre à des lésions bien définies.

« Simple trouble fonctionnel, isolé, essentiellement temporaire », c'est une manifestation secondaire assez précoce, se montrant dans la première année de la maladie ; mais c'est, en somme, un accident rare.

Il apparaît brusquement, sans phénomènes prodromiques et commence par les membres supérieurs.

Il est toujours partiel et occupe exclusivement les membres, pouvant n'affecter qu'un seul bras, par exemple.

Les oscillations qui le caractérisent sont tantôt rapides et brèves au point qu'il peut passer inaperçu, tantôt plus étendues et d'une rapidité moindre. D'autres fois, et c'est le cas le plus fréquent, à des secousses irrégulières et étendues, se joignent des secousses plus fortes qui peuvent être très violentes.

Ce tremblement est rarement continu : il cesse pendant le sommeil. Le plus souvent, il survient par accès qui se montrent soit sans cause apparente, soit après une émotion, un mouvement un peu vif, etc.

Quelle que soit sa forme, l'observateur, en plaçant la main sur le membre affecté, perçoit nettement, dans les masses musculaires, une agitation convulsive, une sorte de frémissement fibrillaire. Ce tremblement dure rarement plus d'un ou deux mois.

On a prétendu que ce tremblement était d'origine mercurielle, produit par la thérapeutique ; mais, outre qu'il est guéri par le mercure, au lieu d'être exagéré par lui, sa présence, chez des malades qui n'ont jamais été soumis au traitement hydrargyrique, prouve, d'une façon péremptoire, le peu de fondement de cette opinion.

Ce tremblement est bien un accident direct de l'intoxication syphilitique.

TREMBLEMENT ÉPIDÉMIQUE DE TUBINGUE.

D'après Elias Camerarius, médecin du duc de Wurtemberg et professeur à Tubingue, il régna en 1729, à Tubingue et dans les environs, une maladie singulière qu'avec Littré (Dict. Littré et Robin, page 1437) nous décrirons de la façon suivante.

« En 1729, à Tubingue et dans les environs, il régna une maladie singulière. Les malades éprouvaient d'abord une lassitude extraordinaire ; les yeux s'obscurcissaient et se couvraient comme d'un nuage. Il survenait de la stupeur, et bientôt un tremblement universel violent et opiniâtre avec anxiété et oppression. Cet état durait sept à huit semaines, sans néanmoins qu'il y eût insomnie ni perte d'appétit ; cette maladie se jugeait souvent par une toux véhémente avec expectoration de matières fétides. Aucune fièvre manifeste ne l'accompagnait. »

Nous ajouterons, d'après le texte même de Camerarius, que dans un seul village il y eut plus de quarante habitants atteints et que la diarrhée fut notée dans nombre de cas, et qu'on ne put assigner aucune cause à ces tremblements. Les uns accusaient les variations atmosphériques, les autres attribuaient cette affection soit à l'ivraie, soit au seigle ergoté ; mais on ne put en somme qu'émettre des hypothèses. « Nec certum tamen aliquid et ultra vagas assurgens conjecturas licuit inde exsculpere. »

Traitement.

Une thérapeutique rationnelle ne s'adresse généralement pas à un symptôme, elle s'attaque à la maladie elle-même. On donnera à un syphilitique qui tremble le traitement antisyphilitique, et on aura chance de voir disparaître ce tremblement, surtout s'il n'est qu'un trouble fonctionnel sans lésion définitive correspondante.

Il faudra de même traiter les états généraux où il y a du tremblement, sans se préoccuper de ce symptôme qui est destiné à disparaître avec la maladie. Ainsi dans le tremblement de la fièvre, des fièvres graves, puerpérale, intermittente, etc., la thérapeutique ne s'adressera pas au symptôme tremblement, mais bien à la maladie qui le produit, et ces affections ont chacune un traitement spécial.

Mais la pathogénie du tremblement n'est pas uniforme, elle est liée à des états pathologiques tout à fait différents. Les lésions anatomiques, l'ensemble symptomatique varient selon les cas. Le symptôme tremblement n'est pas seul dans la plupart des cas pathologiques, il est au contraire encadré dans un ensemble de signes, ensemble plus caractéristique, plus capable de conduire au diagnostic de la maladie. Le tremblement d'une part, l'appareil symptomatique étant entier d'autre part, sont divers selon les cas. Divers aussi sont les lésions anatomiques et les troubles physiologiques. Si donc il est quelquefois indiqué de traiter le phénomène tremblement, pris isolément, il est à prévoir qu'on ne pourra lui opposer les mêmes moyens en toute circonstance.

Le médecin doit traiter ce symptôme dans les cas où il prend une place prépondérante, soit qu'il occasionne une gêne considérable, capable elle-même d'altérer l'état général (dans la paralysie agitante par exemple), soit que les troubles fonctionnels qu'il détermine soient de nature à préoccuper vivement le malade (telle est la crampe des écrivains et certains tremblements toxiques).

Le tremblement acquiert parfois une importance telle qu'il peut, par les désordres et les inconvénients qu'il produit, donner au malade des idées de suicide : témoin cet individu, dont parle M. Guéneau de Mussy, atteint depuis quatre ans d'un tremblement mercuriel qui le mettait dans l'impossibilité absolue de travailler et qui voulut attenter à sa vie. Le médecin peut donc être obligé, dans ces cas qui sont à vrai dire exceptionnels, de traiter le symptôme dominant.

Des essais nombreux ont été faits pour chercher sinon à guérir, du moins à calmer ces désordres musculaires; et si parmi les médicaments employés il en est quelques-uns qui semblent avoir donné de bons résultats, nous devons constater que la majeure partie de ces médications n'a produit aucune amélioration.

Mais il est des cas où il est rationnel d'attendre de bons effets d'une thérapeutique bien ordonnée. Nous croyons que c'est surtout dans les cas où la lésion n'existe pas, ou du moins n'est pas encore connue, c'est-à-dire dans ces affections rangées parmi les névroses.

La première d'entre elles qui se présente et dans laquelle le tremblement tient la plus large place, à ce point qu'il en constitue le phénomène principal, essentiel même, est la paralysie agitante. Cette névrose guérit quelquefois, il en est des observations authentiques. Mais ces guérisons sont-elles dues aux médications employées ou sont-elles spontanées? M. Charcot paraît se rattacher à cette seconde manière de voir, parce que les agents thérapeutiques qui semblent avoir réussi dans un cas ont échoué dans d'autres.

Dans la paralysie agitante toutes les médications, ou à peu près, ont été employées. Le sous-carbonate de fer a donné de bons résultats à Ellioston, et Brown-Séquard recommande l'emploi du chlorure de baryum. Duchenne (de Boulogne), qui a essayé ces médications, n'a qu'un seul succès à enregistrer.

M. le professeur Charcot a donné à plusieurs de ses

malades la strychnine, que Trousseau employait et préconisait (Journal de Beau); mais ce médicament au lieu de calmer et d'arrêter le tremblement n'a fait que l'exagérer. Les anticonvulsifs, l'ergot de seigle et la belladone n'ont pas eu de résultats bien satisfaisants; l'opium n'a pas eu plus de succès. Mais quelques malades ont paru retirer certains avantages par l'emploi de l'hyoscyamine dont l'action est simplement palliative.

La fève de Calabar n'a produit aucun effet, et le nitrate d'argent a toujours augmenté le tremblement. « Eulemburg, se fondant sur les expériences de Sklarke, d'après lesquelles l'acide arsénieux paralyserait les parties de la moelle qui conduisent les impressions sans atteindre les nerfs moteurs et le système musculaire, a essayé de traiter le tremblement par des injections sous-cutanées d'arséniate de potasse à la dose assez considérable de 0 gr. 14 à 0 gr. 2 d'arséniate de soude. » (Dict. Jaccoud, p. 156, t. XXXVII.) Le bromure de camphre, employé par M. Charcot, a donné dans les premières semaines un amendement qui n'a pas persisté.

Les courants constants donnent de bons résultats. Remak et Russell Reynolds ont, par ce moyen, obtenu chacun un succès.

Le tremblement des autres névroses, hystérie, épilepsie, tétanos, goitre exophthalmique, n'est qu'un phénomène accessoire qui ne demande pas une thérapeutique spéciale. Son traitement sera celui de la maladie dont il est le résultat.

Il n'en est pas de même du tremblement de la crampe

des écrivains. Dans cette affection, comme dans la paralysie agitante, on s'est préoccupé principalement du trouble moteur. On a tour à tour essayé le repos (1), l'hydrothérapie, le bromure de potassium, les narcotiques, les résultats ont été souvent douteux ou nuls. La ténotomie faite quelquefois n'a pas toujours réussi. Les courants interrompus et continus rendent le plus de services.

Souvent on est obligé d'engager le malade à écrire de la main gauche; mais parfois cette main est prise à son tour. Des appareils ont éte construits pour remédier à cette névrose. M. C. Paul a imaginé une balle en caoutchouc que l'on place dans la paume de la main. On a aussi conseillé l'emploi de gros porte-plumes.

Malgré ces diverses médications, la crampe des écrivains est une affection extrêmement rebelle à tout traitement.

Le tremblement sénile est une affection contre laquelle la thérapeutique a peu d'action. Dans ce cas, en effet, le symptôme tremblement n'a qu'une importance accessoire, n'est pour ainsi qu'un épiphénomène d'un état général, et traiter la maladie sera évidemment traiter le symptôme qui aura une évolution parallèle à celle de l'état général lui-même.

Dans la *Gazette des hôpitaux*, 11 janvier 1873, nous trouvons deux observations de M. Oulmont, sur l'emploi de l'hyoscyamine dans le tremblement sénile. Les

(1) Pendant le repos en effet le tremblement cesse, mais pour reprendre dès que le malade recommence à écrire.

deux malades soumis à l'hyoscyamine à la dose de 0,008 à 0,010 par jour ont été rapidement améliorés, tandis qu'ils n'avaient retiré aucun bénéfice de tous les traitements qu'on leur avait fait suivre antérieurement.

Nous ne connaissons pas de traitement spécial dans les tremblements toxiques aigus. La thérapeutique s'adressera à l'empoisonnement et variera avec la cause de la maladie.

Souvent aussi, dans les tremblements toxiques chroniques, le traitement devra s'adresser à la maladie primitive. Ainsi le tremblement alcoolique reclamera surtout la thérapeutique de l'alcoolisme chronique. Il faudra diminuer graduellement la quantité d'alcool absorbée chaque jour par le malade, mais ne pas le supprimer brusquement sous peine de voir augmenter le tremblement et le malade pris de delirium tremens. On a donné aussi de l'opium à haute dose. L'hydrothérapie a procuré quelques bons résultats, mais les meilleurs sont dus aux bains galvaniques de C. Paul : 6 ou 8 bains suffisent pour procurer une amélioration très sensible.

Le tremblement mercuriel est difficile à guérir lorsqu'il est profondément invétéré. Nous devrons d'abord supprimer la cause de ce tremblement, puis, pour combattre l'intoxication donner du chlorate de potasse et de l'iodure de potassium. M. Oulmont a eu l'idée d'appliquer ici le même traitement que pour le tremblement sénile. Six malades ont pris de l'hyoscyamine, le résultat a été favorable chez quatre malades (*Gaz. des hôp.*, 11 janv. 1873). Les bains sulfureux ont aussi été employés. « En 1870, nous avons fait usage de bains galvaniques sur cinq malades atteints de tremblement mercuriel. Ce tremblement était assez fort pour que les malades ne pussent tenir sur leurs jambes, et pourtant la guérison s'est effectuée dans un espace de temps assez court. Au bout de 6 à 8 bains, on observait une grande amélioration. Il a fallu 23 à 30 bains pour obtenir la guérison complète. Les malades prenaient chaque jour un bain de vingt minutes » (Trousseau et Pidoux).

Le traitement du tremblement saturnin et du tremblement syphilitique est subordonné à la thérapeutique de ces intoxications. Nous aurons donc à traiter ces affections, mais nous ferons observer que le tremblement saturnin est très rebelle, car il indique une intoxication profonde et déjà ancienne.

Dans les maladies du système nerveux qui sont caractérisées par des lésions non réparables par des moyens thérapeutiques (sclérose en plaques (1), hémiplégie, paralysie générale, certaines tumeurs de l'encéphale, sclérose amyotrophique), il ne faut pas que le traitement vise un symptôme qui, comme le tremblement, est la plupart du temps aussi insignifiant pour le pronostic. Il faut reconnaître que les traitements sont impuissants contre la maladie et que rarement le tremblement prend une importance assez grande pour qu'il y ait lieu de songer à le traiter.

(1) Dans cette affection, cependant, la vératrine a produit de bons effets, comme le montre l'observation que nous avons publiée.

CONCLUSIONS.

Arrivé au terme de notre étude sur les tremblements, nous croyons pouvoir en tirer quelques déductions :

1° Le tremblement est un symptôme qui se rencontre dans un grand nombre de maladies de nature diverse : sa valeur est d'autant plus grande qu'il y a moins de signes concomitants pour établir le diagnostic : dans certains cas, il interviendra dans l'appréciation du pronostic.

2° Tantôt il est caractérisé par des oscillations spéciales, bien déterminées, presque pathognomoniques, toujours les mêmes dans une affection donnée; tantôt il est constitué par des secousses qu'il est impossible de différencier les unes des autres dans des maladies bien distinctes néanmoins.

3° On peut, en s'appuyant sur ces considérations, établir trois classes de tremblements.

A. Cas où le tremblement n'apprend rien : ce n'est alors qu'un simple épiphénomène dans un état pathologique (tremblements toxiques aigus, tremblement physiologique, nervosisme).

B. Cas où, réuni à d'autres symptômes, il acquiert une importance réelle, surtout si l'on tient compte de ses caractères, de sa marche, de la localisation, de la nature des secousses, etc., tremblement toxique chronique, tremblement des fièvres, du goitre exophthalmique.

C. Cas où l'aspect seul du tremblement peut suffire à faire reconnaître l'affection déterminante (sclérose en plaques, paralysie agitante, tremblement sénile).

N°1

Madame Blondeau
[illegible]
Chardon Lagache le 29 avril
18

N°2

Madame de Blondeau maison Chardon
Lagache a Auteuil

10 Aout

N°3

Madame Vve Blondeau pensionnaire
de la maison Chardon lagache
a Auteuil 26 Aout

N°4

Madame Blondeau
voudrai corespondre
avec sa fille

INDEX BIBLIOGRAPHIQUE

BALLET. — Troubles nerveux dans le goitre exophthalmique. Revue de médecine, 1883.

CHARCOT. — Maladies du système nerveux, 1875, 2e édition, p. 189.

CHARCOT. — Tremblement sénile. Progrès médical, 1876.

CLÉMENT. — Tremblement dans les maladies aiguës. Lyon médical, 1877.

DEMANGE. — Tremblement sénile. Revue de médecine, 1882.

FOURNIER. — Leçons sur la syphilis, 1873.

FERNET. — Des tremblements. Thèse d'agrégation, 1872.

GALLARD. — Union médicale. Tremblement par sulfure de carbone.

GOUGELET. — Du tremblement. Thèse 1883, Paris.

GRASSET. — Maladies du système nerveux, 1881.

GERHARD. — Tremblement dans les maladies nerveuses. Philadelphia Medic. Report, juin 1878.

GROS. — Etude sur le goitre exophthalmique. Thèse de Paris, 1884.

GUENEAU DE MUSSY. — Etude sur le tremblement mercuriel. Gazette des hôp., 1868.

JACCOUD. — Pathologie interne. Dict., art. Alcoolisme.

JAUBERT. — Essai sur le tremblement. Thèse Paris, 1880.

HOMOLLE. — Article Fièvre typhoïde, in Dictionnaire Jaccoud, 1884.

LANDOUZY. — Thèse agrégation, 1880.

LAFONT. — Tremblement saturnin. Thèse, 1869.

Marie. — Formes frustes de la maladie de Basedow. Thèse, 1883.

Meubert. — Tremblement du bras et traumatisme. Jahrb Kinderheilk. Leipzig, 1878.

Picot. — Art. Tremblement, in Dict. Jaccoud. t. XXXVI.

Posternatsky. — Recherches expérimentales sur le tremblement qui accompagne les mouvements volontaires. Archives de physiologie, 1881.

F. Raymond. — Hémichorée, etc. Thèse Paris, 1876.

P. Raymond. — Progrès médical, 1884, n° 49.

Schoull. — Tremblement mercuriel. Thèse 1881.

Thibault. — Tremblement sénile. Thèse Paris, 1882.

Valanzuela. — Notes sur le tremblement. Thèse 1879.

Paris. — A. Parent, imp. de la Fac. de médec., A. Davy, successeur, 52, rue Madame et rue M.-le-Prince, 14.

www.ingramcontent.com/pod-product-compliance
Ingram Content Group UK Ltd.
Pitfield, Milton Keynes, MK11 3LW, UK
UKHW020346180726
13839UKWH00002B/943